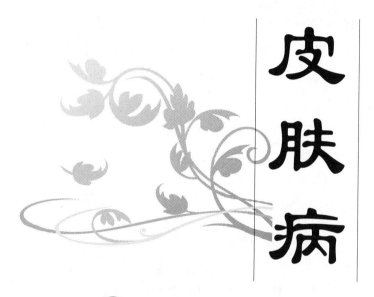

皮肤病

332 问

全民健康科普丛书编写组　编著

U0218846

中国协和医科大学出版社

北　京

图书在版编目（CIP）数据

皮肤病332问／全民健康科普丛书编写组编著. —北京：中国协和医科大学出版社，2023. 12（2025. 1重印）.

（全民健康科普丛书）

ISBN 978-7-5679-2300-3-01

Ⅰ. ①皮…　Ⅱ. ①全…　Ⅲ. ①皮肤病-防治-问题解答　Ⅳ. ①R751-44

中国国家版本馆CIP数据核字（2023）第201603号

编　　著	全民健康科普丛书编写组	
策划编辑	栾　韬	
责任编辑	栾　韬	
封面设计	邱晓俐	
责任校对	张　麓	
责任印制	黄艳霞	
出版发行	中国协和医科大学出版社	
	（北京市东城区东单三条9号　邮编100730　电话010-65260431）	
网　　址	www. pumcp. com	
印　　刷	三河市龙大印装有限公司	
开　　本	710mm×1000mm　　1/16	
印　　张	11	
字　　数	140千字	
版　　次	2023年12月第1版	
印　　次	2025年1月第2次印刷	
定　　价	48.00元	

序

"全民健康科普丛书"的出版，可喜可贺！

有两点值得称道：

一，党和国家重视科普普及，把科学普及与科技创新同等对待。特别是医学科普，更是关系到"健康中国""人人健康"的大事。一定要把防病知识推广到群众中去，特别是农村中去。

我们通常说，让群众掌握科学，让群众掌握生命健康的主动权，也就在于此。医学科普重点是在防病知识的普及，我们了名词"保健靠自己，看病找大夫"。把以医找我有病，变成我找医生查体。这是一个重要的观念转化问题，也是医学普及的焦点和制高点。

其二，本书的出版，又再一次强调，一个医生除了临床诊治和研究以外，要重视科普工作，把它作为医生职责的组成部分。这是从我们老一辈医学家们就开始倡导，身体力行的。林巧稚大夫任考教导我们："等病人出现了问题有找我大夫，医生的职责已经了一大事！"这一至理名言说（体现）预防为主，又突出了科普的主旨和切要。

我们向林巧稚大夫等前辈们学习，除了对知识和技术的渴望、对真理的追求和理得、对人的善良、同情和关爱以外，还有改善人与社会健康的智慧。人与社会的健康是要靠科普普及来完成的。

一句（以乎平常，但是很深刻以语，
就是："如果你仅仅是个好医生，就还
不是一个好医生。"医生与病人结合起
来，科学与善良结合起来。这就是
我们的方向，这就是关育大乐、发展
医学的方向。

是为序。

郎景和

二〇二三年十二月

序

　　"全民健康科普丛书"的出版，可喜可贺！

　　有两点值得称道：

　　其一，党和国家重视科学普及，把科学普及与科技创新同等对待。特别是医学科普，更是关系到"健康中国""人人健康"的大事。一定要把防病知识推广到群众中去，特别是农村中去。

　　我们通常说，让群众掌握科学，让群众掌握生命健康的主动权，也就在于此。医学科普重点在于防病知识的普及，我们强调"保健靠自己，看病找大夫"。把"医生找我看病，变成我找医生查体"。这是一个重要的观念转化问题，也是医学普及的焦点和制高点。

　　其二，本书的出版，又再一次强调，一个医生除了临床诊治和研究以外，要重视科普工作，把它作为医生职责的组成部分。这是从我们老一辈的医学家们就开始倡导，并身体力行的。林巧稚大夫经常教导我们："等病人出现了问题，再找大夫，医生的职责已经丢掉了一大半！"这一至理名言既体现了预防为主，又突出了科普的重要和必要。

　　我们向林巧稚大夫等前辈学习，除了对知识和技术的渴望，对真理的追求和理解，对人的善良、同情和关爱以外，还有改善人与社会健康的智慧。人与社会的健康是要靠科学普及来完成的。

　　一句似乎矛盾，但是很深刻的话，就是："如果你仅仅是个好医生，就还不是一个好医生。"医生与病人结合起来，科学与普及结合起来。这就是我们的方向，这就是关爱大众、发展医学的方向。

　　是为序。

　　　　　　　　　　　　　　　　　　郎景和
　　　　　　　　　　　　　　　　　　二〇二三年十二月

前　言

2016 年 10 月，中共中央、国务院印发《“健康中国 2030”规划纲要》，提出“普及健康生活、优化健康服务、完善健康保障、建设健康环境、发展健康产业”五个方面的战略任务。党的十九大报告也进一步将“实施健康中国战略”纳入国家发展的基本方略，把人民健康提升到“民族昌盛和国家富强的重要标志”地位。这一系列决策，标志着健康中国建设进入了全面实施阶段。而医学科普，则是强化国民健康理念、提高全民健康素养、实现“健康中国”这一伟大战略目标的关键途径之一。

在当前信息时代背景下，公众获取信息的途径多样，且各类平台的“健康科普”信息良莠不齐，其专业性和科学性往往不能得到保障。因此，权威的医学科普不能缺位，对于大众健康知识的传播、健康素养的提升刻不容缓。在这样的大背景下，我们组织各临床专业的专家编写了这套“全民健康科普丛书”，旨在提供给大众专业、权威的科普知识，让大众可以放心地去读、安心地去学。

本套书紧密围绕人们日常生活最常见的一些疾病，由相关科室的医生精选了临床上病人常会问到的问题，涉及生理基础、发病原因、临床症状、检查手段、治疗方法、用药禁忌、日常注意事项等方方面面，作者用通俗易懂的语言，由浅入深地回答病人的疑问。通过阅读本系列丛书，可使大众对相关疾病有一个科学的、整体的认知，使未患病者能够防患于未然，引导已患病者能够科学治疗、早日康复。

病人疑问的搜集和整理不是一日之功、一人之劳，需要集思广益，感谢所有编者以及相关科室同仁对本套书编撰的大力支持。本书难免有疏漏之处，诚恳希望读者批评、指正。

全民健康科普丛书编写组

2023 年 9 月

目　录

 一　皮肤病基础知识

二　常见皮肤病相关问题

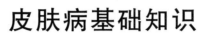

皮肤病基础知识

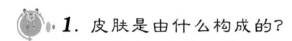

1. 皮肤是由什么构成的?

皮肤由表皮、真皮和皮下组织组成,是覆盖于人体表面最大的器官。

表皮是没有血管的皮肤表层,由角化的复层鳞状上皮构成。表皮分为两层,浅层为角化层,由多层扁平细胞构成。表皮的深层为生发层,由矮柱状细胞构成,具有活跃的分裂增殖能力,能产生新细胞向浅层更新。人体表皮细胞每 3~4 周更新 1 次。

真皮由致密纤维结缔组织构成,由于纤维成分中含弹性纤维,而使皮肤具有一定弹性。真皮和皮下组织内除血管、动脉、淋巴管之外,还含有大量的汗腺、皮脂腺及毛囊等。

2. 皮肤有哪些生理功能?

皮肤的生理功能主要有保护、分泌与排泄、吸收、感觉、体温调节、代谢、免疫等。皮肤的正常功能对人体的健康很重要,同时人体内部的疾病也可以反映在皮肤上。皮肤能接受各种刺激,通过反射调节使人体更好地适应外界环境的变化。

3. 皮肤具有哪些保护作用?

皮肤的保护作用也称屏障作用,人体正常皮肤对于保持人体内环境的稳定起到重要作用。它一方面保护机体免受外界环境中各种机械、物理、化学或生物性因素可能造成的有害影响，另一方面又能防止机体内各种营养物质、电解质和水分的丧失，从而保持了机体内环境的稳定。有很多因素可以影响皮肤的屏障功能，如年龄、性别、皮肤表面的脂膜、温度、湿度、身体不同部位等。

（1）机械性损伤的防护功能。正常皮肤的表皮、真皮及皮下组织共同形成了一个完整的防护层，它坚韧、柔软，又有一定的张力和弹性，使皮肤在一定程度内对外界的各种机械刺激和摩擦、牵拉、挤压或冲撞等具有一定的抵抗作用。

（2）物理性损伤的防护功能。皮肤角质层是电的不良导体，故对低电压、低电流有一定的阻抗能力。正常皮肤还能通过对光的吸收来保护机体免受光损伤，表皮中的黑素颗粒对防止紫外线可能引起的日晒损伤也具有较好的屏障作用。真皮内的弹力纤维具有抗外界拉力作用。

（3）化学性损伤的防护功能。角质层中的角质细胞对化学物质有一定的屏障作用。皮肤表面的氢离子浓度对酸、碱有一定的缓冲能力。

（4）生物性损伤的防护功能。皮肤的屏障作用可制约细菌进入人体。这种屏障作用是通过皮肤最外层的角质层挡住多种细菌与病毒，皮肤表面偏酸的皮脂形成的膜也能抑制细菌。此外，角质层生理性脱落还可清除寄居于体表的微生物。

（5）防止体内生理物质的丧失。皮肤角质层作为一种半透膜对防止体内营养物质、水、电解质等生理物质的丢失起了重要的作用。

4. 皮肤的五种基本感觉是什么？

正常皮肤分布有感觉神经和运动神经，它们的神经末梢和感受器广泛地分布在表皮、真皮及皮下组织中，以接受体内外各种刺激，引起相应的神经反应，维护身体的健康，这就是皮肤的感觉作用。感觉神经主要传导五种基本感觉：触觉、痛觉、温度感觉、压觉及痒觉。

（1）触觉的感受器以手指端腹面（即手掌面）最多，所以最敏感，而小腿外侧、背部较少，不敏感。

（2）痛觉。皮肤的表面有密集分布的痛点，各种化学性和物理性刺激通过皮肤内的神经末梢传导。疼痛有一定的阈值，也就是说，刺激要达到一定的程度才能使人感觉到疼痛。首先感到的是有刺激，然后引起暂时性、局限性刺痛感，最终引起弥漫性的灼痛。

（3）温度感觉刺激是皮肤和某些黏膜上的"冷点"和"热点"产生的感觉，这些点能分别引起冷觉和热觉，两者合称温度感觉。

（4）压觉的感受器分布于手指、外阴、乳房及平滑的皮肤上。

（5）痒觉是多种皮肤病表现出的症状。瘙痒不仅是某些皮肤病的表现，也能加重皮肤病，如湿疹、皮炎突出的表现是瘙痒，如果不及时的治疗瘙痒，就会使这些皮肤病加重，在一定的意义上控制住瘙痒也就控制了疾病。

 5. 皮肤的吸收作用有哪些？

皮肤的吸收作用是指皮肤具有吸收外界物质的能力，它是外用药物发挥作用的基础。皮肤通过角质层、毛囊、皮脂腺和汗管等途径吸收外界物质。角质层是最重要的吸收途径，吸收能力与不同部位的角质层厚度、含水量、药物性质以及外界环境因素（温度、湿度等）有很大关系。角质层越薄，经皮吸收越强。婴儿吸收能力比成人强，因此给儿童的外用药要注意使用范围和用量，避免全身吸收引起药物不良反应。人体不同部位吸收能力也不同：阴囊最强；面部、前额、手背大于躯干、前臂、小腿；四肢屈侧大于伸侧；掌跖角质层最厚，吸收能力最差。

6. 皮肤的分泌和排泄作用有哪些?

皮肤的分泌和排泄作用是指皮肤分泌汗液和排泄皮脂的功能,主要通过汗腺和皮脂腺完成。外泌汗腺分泌汗液,汗液成分的99%都是水分,其他1%是固体成分包括无机盐、乳酸、尿素、蛋白质、酶和其他一些无机物。人体排出汗液可同时排出电解质,有助于维持电解质的平衡。但排出汗液的主要作用是散热降温:在运动和高温环境下,出汗可以带走大量热量,维持人体的体温平衡。气温高于31℃,人体会有明显出汗,称为显性出汗;低于31℃,仍有汗液分泌,但不能用肉眼觉察,称为不显性出汗。精神紧张或进食刺激性食物也可引起出汗。如果在某一部位出汗过多,则称为多汗症。顶泌汗腺分泌的不是汗液,而是一种黏稠的白色液体,被细菌分解后会产生特殊的臭味,也是腋臭的来源。

皮脂腺也是皮肤重要的分泌腺,除掌跖和指趾屈侧外,全身都有分布。头皮、面部、胸背部和外阴部最多,因此这些部位出油较多,称为脂溢部位。皮脂的作用主要是参与形成皮脂膜,润滑皮肤。皮脂中游离脂肪酸可抑制细菌和真菌生长,参与皮肤屏障的形成。如果局部出油过多,则容易发生痤疮和毛囊炎,四肢伸侧皮脂腺分泌很少,更容易皮肤干燥脱屑。

 7. 常见的皮肤病是如何分类的?

皮肤病种类复杂,最常见的皮肤病有以下6类。

(1)感染性皮肤病。①病毒感染性皮肤病分为疱疹病毒和人乳头瘤病毒感染。前者有单纯性疱疹、生殖器疱疹、水痘和带状疱疹,后者有寻常疣、跖疣、扁平疣及尖锐湿疣。②细菌感染性皮肤病分为球菌感染性皮肤病,有脓疱疮、毛囊炎、疖痈、丹毒和淋病;杆菌感染性皮肤病，有麻风和结核。真菌感染性皮肤病有头癣、手足癣、股癣及甲癣。

（2）变态反应性皮肤病。如接触过敏性皮炎、湿疹、异位性皮炎、荨麻疹和药疹。

（3）红斑鳞屑性皮肤病。如玫瑰糠疹、银屑病、单纯性糠疹、扁平苔藓、溢脂性皮炎。

（4）血管炎和脂膜炎。如变应性皮肤血管炎、过敏性紫癜、急性发热性中性粒细胞性皮病（Sweet病）、白塞病、色素性紫癜性皮病、结节性红斑、结节性非化脓性脂膜炎（Weber-Christan脂膜炎）、结节性游走性脂膜炎、皮下脂质肉芽肿病（Rosman-Makai脂膜炎）。

（5）皮肤附属器病。如痤疮和玫瑰痤疮、脱发、多汗症、腋臭、甲疾病等。

（6）色素性皮肤病。本病分为色素增加性皮肤病和色素减少性皮肤病。前者有雀斑、黄褐斑、太田痣；后者有白癜风、晕痣、贫血痣、脱色素性痣及老年性白斑等。

8. 皮肤病有哪些常见的症状？

皮肤病的症状也就是皮肤病的临床表现，是认识和诊断皮肤病的一个重要的依据，一般将其分为自觉症状和客观症状。自觉症状是指主观感觉到的症状，它是皮肤病性质的表现方式。主要有瘙痒、疼痛、烧灼及麻木感，其次还有异物感，对温度反应异常。由于人的个体差异，对痒和疼痛等感觉的感受力也不尽相同。

瘙痒是皮肤科最常见的感觉症状，它主要是过敏性皮肤病和部分感染性皮肤病的表现，如湿疹、荨麻疹等。疼痛是皮肤科较常见的感觉症状，它主要见于感染性皮肤病，如毛囊炎、疖、痈、丹毒、带状疱疹等。

皮肤损害是皮肤病主要临床表现，也是诊断皮肤病的重要根据，可分为原发性皮损和继发性皮损。常见的皮肤损害有斑疹、丘疹、脓疱、结节、风团、鳞屑、痂、糜烂、溃疡、皲裂、瘢痕、苔藓样变等。

 9. 什么是原发性皮损？

原发性皮损是皮肤病本身引起的皮肤表现。不同的皮肤病有不同的原发损害，常见的有以下几种。

（1）斑疹。皮肤局限性的颜色改变，平行于皮面，既不高起，也不凹下，直径超过 1cm 的斑疹称为斑片。

（2）丘疹。丘疹是高出皮肤表面的实质性隆起，直径在 1cm 以内。可由炎症、代谢产物的聚集和表皮细胞增生引起。斑疹在向丘疹发展的过程中，最终没有形成丘疹，略高于皮面形状扁平隆起者称为斑丘疹。

（3）结节。结节是藏在皮肤里面，可以摸到但看不到的实质性块状物，可为圆形、卵圆形或不规则形状，直径一般大于 1cm。为炎症性的或非炎症性的。

（4）风团。风团是一种发得快、退得快的局限性皮肤水肿，皮肤均匀高起，可呈现粉红色、暗红色或苍白色，见于荨麻疹和药疹。

（5）水疱与大疱。一个局限性的空腔内含有液体、高起的损害称为水疱。水疱的直径一般小于 1cm，超过 1cm 称为大疱，可以是孤立性或群集性分布。水疱内含有血液的称为血疱。

（6）脓疱。脓疱为含有脓液的水疱，多为化脓性细菌引起，但也可以是无菌性的。

（7）肿瘤。肿瘤为发生在皮内（表皮与真皮层）或皮下（真皮下方的皮下组织，也称脂膜层）组织的新生物。肿瘤有的小如黄豆，有的大如鸡蛋或更大，可以呈圆形、蒂状（主体呈球状，有一细的根）或不规则形状。肿瘤或软或硬，或高于皮肤，或在皮内仅能用手触及。一般呈皮肤色，有炎症或出血，则呈粉红色；有色素细胞增生，则呈黑色。肿瘤有的是良性的，有的是恶性的。肿瘤可以持续存在或逐渐扩大，可以破溃形成溃疡，不会自行消退。

（8）囊肿。囊肿是含液体或半固体的表皮性损害，多为球状，有弹性感。常见的是皮脂腺囊肿，内有乳白色的似酸奶状的有臭味物质。

 ## *10.* 什么是继发性皮损？

继发性皮损是皮肤病发展的过程中，在原发皮疹的基础上转变而来或者是由于搔抓等因素引起的皮损，常见的有以下几种。

（1）鳞屑。大多是由表皮角质层脱落产生的碎屑。正常表皮细胞每 3～4 周更换 1 次，其最终的产物是角质层的细胞层状堆积，也就是我们见到的鳞屑，细薄、白色、灰色的小片，似糠皮。在患皮肤病的情况下可见发生在原发皮损之上的鳞屑，常见的疾病是银屑病、玫瑰糠疹、湿疹、溢脂性皮炎等。

（2）皲裂。为线条状裂口，由表皮角质层含水量减少引起。常发生在手掌和足跟部、口角及肛门周围。主要是皮肤干燥、湿疹、皮炎等引起皮肤弹性减低或消失，加上外力如手的劳动，足的行走而形成。皲裂深浅不同，可有疼痛或出血。

（3）苔藓化。正常的表皮细胞是 5～7 层，搔抓之后，皮肤的表皮细胞增生，而使病变部分的皮肤增厚，皮肤的纹理加深。常见的是神经性皮炎、慢性湿疹。

（4）浸渍。皮肤长时间泡在水里或处于潮湿状态，皮肤变软、变白、起皱，称为浸渍。

（5）糜烂。糜烂水疱或脓疱破裂，或斑丘疹表皮擦破，使皮肤失去了表皮，露出平滑的鲜红潮湿面。愈后不留瘢痕。

（6）痂。痂像干了的树胶，由皮肤损害的浆液、脓液或血液和破坏了的上皮细胞组成，干涸后形成浆痂、脓痂或血痂。

（7）溃疡。溃疡是真皮及其下方组织的缺损。常见于口腔、外生殖器和小腿。溃疡与糜烂的不同之处是破坏的深浅不同，以表皮与真皮之间的分界线基底膜为界，破坏基底膜及其下方者愈合后留有瘢痕，所以溃疡愈后留有瘢痕。

（8）硬化。硬化是点状或片状的皮肤变硬，触之明显，是由于真皮和皮下组织水肿、细胞浸润和胶原纤维增生引起，它是局限性硬皮病和系统性硬皮病的皮肤表现，表皮萎缩附于下面的组织，表面光亮，用手触之硬，也可以见于小腿慢性淤积性皮炎和慢性淋巴水肿。

（9）萎缩。皮肤变薄，皮肤正常的纹理消失，出现凹陷。组织病理改变为皮肤及皮下组织中的细胞的数量减少。根据皮肤萎缩的部位，可以分为表皮萎缩、表皮和真皮萎缩，以及皮下脂肪萎缩。

11. 哪些因素可引起皮肤病？

皮肤病的发生主要有下述几个方面原因。

（1）变态反应，也称过敏反应。如日光引起的光接触过敏性皮炎，洗涤用品、汽油、乙醇、油漆等引起的手部湿疹或皮炎，药物引起的药疹，食物、药物引起的荨麻疹。

（2）感染。除可引起毛囊炎、丹毒、疖等的致病菌本身就存在于皮肤上以外，其他的致病菌多是传染来的，所以也称为传染菌。手足癣和甲癣是真菌传染；麻风是麻风杆菌；扁平疣、寻常疣、尖锐湿疣是人类乳头瘤病毒（HPV）；梅毒是梅毒螺旋体；水疱和带状疱疹是水痘-带状疱疹病毒。

（3）免疫。很多皮肤病的发生、发展中自身免疫反应起了重要的作用，它们或在病变中有大量淋巴细胞或浆细胞浸润，或在血清中出现自身抗体，并且对皮质激素或免疫调节剂有较好的反应。常见的有红斑狼疮、皮肌炎、硬皮病、混合性结缔组织病或重叠综合征、嗜酸性筋膜炎、干燥综合征、结节性多动脉炎、大疱性皮肤病，其他还有斑秃、白癜风等。

（4）遗传。后代保留亲代的结构与功能上的基本特点称为遗传。属于遗传性皮肤病的有寻常型鱼鳞病、大疱性鱼鳞病样红皮病、单纯型大疱性表皮松解症、家族性慢性良性天疱疮、毛囊角化症、外胚叶发育不良、着色性干皮病、弹力纤维性假黄瘤、白化病等。

（5）营养与代谢障碍。这类疾病常见的有维生素、钙、血脂、卟啉及黏蛋白等代谢障碍。

（6）物理性皮肤病。这类疾病是由冷、热、放射线、摩擦等因素引起，常见的有冻伤、痱子、鸡眼、胼胝等。

（7）职业性皮肤病。常见的诱发因素是经常接触染料、金属、沥青、药物、煤矿、油彩等物质。

（8）寄生虫、昆虫及动物性皮肤病。常见的有毛囊虫性皮肤病、虱病、蚊叮咬、蜂蜇伤、蝎子蜇伤、疥疮等。

12. 诊断皮肤病的主要方法有哪些？

皮肤病的诊断主要依靠病史、临床表现、体格检查、实验室检查来确定。

病史是指患者患病后的发展过程。临床表现是指除一般的表现如发热、关节疼痛、瘙痒、疼痛外主要的皮损表现，以原发疹为主。实验室检查有常规化验与特殊的血清化验，还有组织病理及免疫学化验，一般情况下，由此可以得出一个正确的诊断。少数的患者需要疾病发展到一定的阶段才能确诊。

13. 治疗皮肤病的常见方法有哪些？

常见的治疗皮肤病的方法有内用药物，包括口服、肌内注射、静脉注射、局部封闭；外用药物、物理疗法等，物理疗法包括激光、冷冻、电灼、电解、放射、紫外线、手术切除及面膜治疗等。

14. 皮肤科医生如何利用激光治疗皮肤病？

激光治疗是指通过激光在皮肤组织中产生的选择性光热作用治疗多种皮肤病的外科疗法。激光是受激发释放并放大的人工光源。其特点是在外来能源的激发下能产生波长一致的激光。激光治疗的原理：皮肤不同的组织呈现不同的颜色，如黑素小体呈褐黑色、毛发呈黑色、红细胞呈红色等，不同颜色的组织对某一波长的激光具有非常良好的吸收特性。因此，利用不同波长的激光照射病变处，那些对该波长激光吸收较强的组织就会优先吸收大量的激光能量，被照射的组织温度会急剧上升，最后导致热损伤，而周围正常组织则由于吸收较少的激光能量而得到保护。激光治疗技术在皮肤科治疗中的应用越来越广泛，主要用于治疗浅表良恶性皮肤肿瘤、色素性疾病、血管性疾病、脱毛、腋臭、皮肤溃疡等，根据不同激光的特性而选择相应的适应证。激光治疗的疗效好、安全性高，治疗后对皮肤的损伤和遗留的瘢痕均非常轻微。

15. 皮肤科医生如何利用冷冻技术治疗皮肤病？

冷冻治疗是利用低温作用于病变区域使其组织被破坏或诱发生物效应的外科疗法。制冷剂包括液氮、干冰、一氧化二氮等。液氮制冷温度低（-196℃）、疗效好，在我国应用较广泛。冷冻治疗有以下常用方法。①棉签法：是最简单的方法，用棉签浸蘸液氮后，立即放于皮损处冷冻。适用于浅表性损害。缺点是缺乏对冷冻的控制、继发性扩散及冷冻制剂滴落问题。②浸冷式冷刀法：冷刀由金属制成。治疗时将其浸入液氮，数分钟后，液氮停止沸腾，表明冷刀温度与液氮相同，套上保护套后，将冷刀的治疗头与皮损紧密接触。此法用于治疗表浅及小范围深在性皮损。③封闭式接触治疗：需用特殊的治疗机，液氮经导管喷于冷冻头，冷却后放置于皮损处治疗。此法中液氮可连续不断地喷于冷冻头，使之保持低温，适用于较深的皮损治疗。④喷雾法：液氮在治疗器中蒸发产生压力，从喷嘴中喷出，喷于皮损处而达到治疗目的。可形成快速冷冻，制冷作用强，用于面积较大、表面不平及肿瘤等深在性皮损，也可用于口腔损害的治疗。治疗时皮损周围应放置保护圈，以防液氮溢出损伤正常皮肤。

冷冻治疗的适应证包括寻常疣、尖锐湿疣、扁平疣、掌跖疣、血管瘤、化脓性肉芽肿、睑黄疣、疣状痣、鲍温病等。

16. 什么是电解疗法？

电解疗法是用电解技术破坏并去除病变组织的治疗方法。直流电作用于机体后，阴极可电解出具有强腐蚀作用的氢氧化钠，破坏组织从而达到治疗作用。电解治疗适用于毛细血管扩张症、局限性多毛症、蜘蛛痣、睑黄疣、病毒疣等。治疗时患者可有不同程度的电击感。痂皮脱落后，局部可留有轻度萎缩性瘢痕。其优点是患者无明显痛苦、瘢痕较柔软、美容效果好，尤适用于眼睑、口唇等处小皮损的治疗。随着选择性激光等技术的发展，电解疗法逐渐被取代，临床应用不多。

17. 什么是光化学疗法？

光化学疗法是利用某些物质的光致敏效应来加强紫外线治疗皮肤病效果的一种方法，也就是补骨脂素加紫外线。补骨脂素是存在于很多植物中的一种化合物，它能使皮肤产生对长波紫外线的暂时性过敏，从而达到治疗效果。光化学疗法主要应用于治疗银屑病和白癜风。因为银屑病和白癜风处的皮肤吸收长波紫外线的剂量有限，为了加强病损组织处对长波紫外线的吸收，所以在照光之前先让患者服用补骨脂素，补骨脂素随血液播散到全身和皮肤病变的组织内，这样病变组织处再照长波紫外线时吸收的紫外线就增加了。紫外线有抑制银屑病表皮细胞 DNA 合成的作用，也就抑制了银屑病细胞的增生。在治疗白癜风时，这种方法可以增加皮肤色素细胞，使色素缺失处恢复正常皮色。光化疗法有引起皮肤癌的可能，少数患者可能导致白内障。

18. 什么是刮除疗法？

刮除疗法是指用刮匙刮除或破坏病灶组织的疗法。刮除疗法主要适用于病毒疣、脂溢性角化、痤疮粉刺及角栓、皮肤瘘管和窦道、腋臭等浅表性皮肤病变及皮肤附属器病变、损害。若病变为良性，进行刮除时去除皮损即可，部分皮损由于原发病的特点可能会复发，术中、术后可以针对原发病变用药以避免复发。如想采用此方法治疗须先进行相关检查并根据检查结果咨询医生再做决定。

19. 哪些皮肤科疾病可用小手术治疗？

皮肤科小手术涉及几个方面：①肿瘤的切除，包括皮肤基底细胞癌、鲍恩病、佩吉特病、纤维瘤、黄色瘤、皮脂腺痣、粉瘤、血管瘤、寻常疣等。②组织病理活检，包括皮肌炎取肌肉组织、筋膜炎取筋膜组织。③病甲，包括甲癣及甲营养不良甲的拔除。④腋臭，皮下大汗腺剥离术。

20. 如何预防皮肤病？

皮肤病与性病发病率高，且严重损害患者的身心健康，影响患者及家人的生活质量，严重者可危及生命。皮肤病的预防要有全面、整体的观念，防止重治轻防、重局部轻整体的倾向。根据疾病病因、性质等不同，采取相应的预防措施。

（1）感染性皮肤病。该类疾病应格外强调预防为主，如脓疱疮、疥疮、真菌病等，要注意个人卫生，控制好传染源，切断传播途径。

（2）变态反应性皮肤病。仔细寻找变应原，避免再次接触或摄入变应原；若对药物过敏，则尽量明确致敏药物，禁用致敏药物，与致敏药物结构类似的药物也应慎用。

（3）瘙痒性皮肤病。寻找并去除病因，避免搔抓、热水烫洗及食用辛辣刺激性食物等，尤其老年患者应重视皮肤保湿。

（4）职业性皮肤病。找出工作环境中的致病因素，有针对性地进行防护或改进相应的劳动条件和生产流程等。

（5）不当医学美容、生活美容导致皮肤病。了解美容化妆的卫生知识，认识美好的皮肤源于健康的身体、良好的生活习惯和合理的饮食结构，不要轻信各种快速美白、嫩肤产品和非正规美容手术等，以避免皮肤病的发生。

（6）皮肤肿瘤。应避免在日光下长期、过度暴露和接触有害致癌物质，定期进行皮肤专科检查。

常见皮肤病相关问题

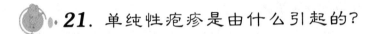

21. 单纯性疱疹是由什么引起的？

单纯性疱疹是由单纯疱疹病毒（herpes simplex virus，HSV）引起，以皮肤、黏膜发生局限性簇集性水疱为特征的病毒性皮肤病。此病有自限性，但有显著的复发倾向。HSV 分为 HSV-1 和 HSV-2 两种血清型，人是 HSV 的唯一宿主，幼儿对此病毒普遍易感。HSV-1 主要通过皮肤黏膜的直接接触（如抚摸、接吻等）传播，引起单纯性疱疹；HSV-2 则主要通过性接触传播或新生儿围生期在宫内或产道感染，可引起生殖器疱疹。

HSV 感染分为初发感染和复发感染。初发感染是指感染发生于体内无 HSV 抗体产生的个体，复发感染是指潜伏体内的 HSV 激活而引发的感染。一般来说，初发感染发病前 3~7 天有明确的接触史，发作症状较重，病程持续较长。

单纯性疱疹治疗原则为缩短病程，防止继发细菌感染和全身播散，减少复发和传播机会。内服药物主要应用抗病毒药物和抗病毒免疫调节药物如核苷类抗病毒药物：阿昔洛韦、泛昔洛韦、伐昔洛韦。外用药物治疗以收敛、干燥和防止继发感染为主，可选用 3% 阿昔洛韦软膏、1% 喷昔洛韦乳膏、炉甘石洗剂；疱疹性龈口炎可用 1∶1000 的苯扎溴铵溶液漱口；继发感染时可用莫匹罗星软膏。

22. 孩子出水痘怎么办？

水痘是由水痘-带状疱疹病毒引起的急性、传染性很强的皮肤病。本病以皮肤黏膜上分批出现水疱，伴有轻度全身症状为特点。水痘的传染性很强，主要发生在儿童，在人群集中的地方如学校、幼儿园常易造成传播。病毒存在于患者呼吸道的分泌物、疱液和血液中。传播的方式主要经飞沫及餐具。患病后获得永久性的免疫，也就是终身仅患一次，极少复发。孩子被传染之后，潜伏期1~3周，发病时可出现发热、头痛、咽痛、恶心、呕吐、腹痛等症状。皮疹初为红色斑点，很快变成丘疹、水疱，周围有红晕，典型的水痘中央有凹陷，瘙痒，2~3天后结痂且脱落，在发病的3~5天内水疱陆续分批出现。水疱主要发生在胸、腹、背及面部，四肢少，呈向心性分布。极少的患者发生水痘性肺炎和脑炎。水痘的治疗原则是抗感染治疗、抗病毒治疗、外用收敛的药物，如不积极治疗合并细菌感染可能遗留瘢痕。水痘患者自被传染之日起至水痘结痂脱落为止均具有传染性，约3周。

预防水痘，应隔离水痘患者至全部皮损结痂为止。儿童作为易感人群可以接种水痘灭活疫苗进行预防。

 ## 23. 什么是带状疱疹？

带状疱疹，民间俗称"串腰龙""转腰龙""蛇盘疮""缠腰火丹"等，是由水疱-带状疱疹病毒引起的。这种病毒和水痘是同一种病毒。在儿童期感染这种病毒患的是水痘，水痘愈后少量病毒潜伏下来，存在于脑神经及脊神经感觉神经支中，平时不发生症状，当机体抵抗力降低时，比如旅途劳累、精神压力大、熬夜、大量饮酒、病后虚弱、患恶性肿瘤、使用免疫抑制剂等，此时该病毒就会生长繁殖，由一个神经节播散到邻近的神经节，再由神经纤维播散到相应的皮肤，引起复发性感染，表现在该神经支配侧的皮肤上出现疼痛性水疱和片状水肿型红斑，这就是带状疱疹。

一般带状疱疹发病前先有低热、乏力、全身不适、食欲缺乏以及患处皮肤灼热感或神经痛等前驱症状，亦可无前驱症状即发疹者。1~3天后，在受累神经分布区域出现不规则红斑，继而出现多数成群簇集的粟粒至绿豆大的丘疱疹、水疱。水疱内容物清亮、混浊或呈血性，破裂后形成糜烂面，最后干燥结痂，痂落而愈。好发部位多在头面部及躯干，其次四肢。因分布与神经节段有关，故于躯干和四肢呈带状。带的宽度一般在1~2个神经节段的范围内，长度在躯干处大致不超过前后中线。年老体弱者疼痛剧烈，有些患者在皮损完全消退后仍留有后遗神经痛，可持续数月甚至数年之久。

带状疱疹的治疗以抗病毒治疗为主，如核苷类似药物（阿昔洛韦、伐昔洛韦、泛昔洛韦等）。配合使用镇痛药，外用炉甘石洗剂，以及维生素 B_1、维生素 B_{12} 及维生素 E 等可以促进受损神经恢复的药物。

目前国内已有带状疱疹疫苗获批上市，用于老年人可预防带状疱疹的发生。此外，带状疱疹的发生与机体的免疫力低下关系密切，平时需注意提高机体的免疫力。

24. 如何治疗带状疱疹后遗神经痛？

带状疱疹后遗神经痛（postherpetic neuraligia，PHN），发生于带状疱疹病毒感染后，疼痛在疱疹消失后仍然存在，可持续数月甚至数年，给患者带来极大痛苦。PHN 的治疗方法如下。

（1）系统治疗方法。三环类抗抑郁药，新型抗惊厥药加巴喷丁和普瑞巴林可通过选择性抑制钙通道而影响神经递质的释放，从而达到镇痛目的。阿片类药物，曲马多是一种人工合成的中枢作用镇痛药，具有阿片样和非阿片样镇痛作用，PHN 患者曲马多的最大用量为 600mg/d。注意，阿片类药物具有成瘾性，需由专业医生开具处方使用。

（2）局部治疗。局部可用辣椒素霜、5%利多卡因洗剂或凝胶、阿司匹林氯仿溶液等外用，具有一定的镇痛作用。

（3）其他治疗。如物理疗法、针刺及中药、穴位注射治疗，有时也可起到一定的治疗作用。对剧烈疼痛，药物和物理治疗无效者，可以进行硬膜外麻醉或脊髓前侧柱切断术或脊神经根切断术。

 25. 什么是传染性软疣？

此病是传染性软疣病毒感染皮肤引起的，俗称"水瘊子"，可以传染给任何年龄段人群，以儿童和皮肤娇嫩的患者常见。传染方式是接触了患者用的衣服、床单、被单，尤其是洗澡用的毛巾。潜伏期2~7周。初起为肤色或粉红色的丘疹，以后变成小米粒、绿豆大小的丘疹，中心略凹陷，似脐窝为该病的特征。挤压后有乳白色半固体的分泌物溢出，此为软疣小体，具有传染性。治疗方法是在无菌条件下将皮损的软疣小体用小镊子夹住，完全挤出或挑除，然后外用2%碘酊或三氯醋酸，并压迫止血；体积较大者可选择冷冻；疣体较小且泛发者可用10%碘酊或3%酞丁安搽剂外用。抗病毒药1%~3%西多福韦软膏也有较好的疗效。预防传染性软疣应注意公共卫生，避免共用生活用品，减少不必要的身体接触。

 26. 什么是HPV？

HPV 是英文 Human Papilloma Virus 的简写，它的中文名称是人乳头瘤病毒。人是 HPV 唯一的宿主，也就是说此病毒是由人传染给人的，传染的方式主要是直接接触传染，少数是由污染物感染。HPV

目前已分离出 100 多个亚型，其中近 80 个与人类疾病相关，不同亚型的 HPV 感染后可导致不同的临床表现。例如：当感染 HPV-5、HPV-6 型时，可引起皮肤增生不良性疣状病变，如寻常疣等；引起下生殖道病变的 HPV 有 6、11、16、18、30、31、33～35、39、40、42～45、51～58 等 24 个亚型。其中 HPV-6、HPV-11 型主要见于尖锐湿疣，一般不引起非典型增生等改变；HPV-16、HPV-18 型则常见于湿疣癌变，宫颈上皮内瘤样病变（CIN）和宫颈癌中。HPV-31、HPV-33、HPV-35 等型在重度 CIN 和少数宫颈癌中亦可查见，但并非全都如此，HPV-16、HPV-18 型在良性病变和正常宫颈组织中也可查到。

27. 什么是寻常疣？

寻常疣是 HPV 感染皮肤黏膜所致的乳头状良性赘生物，表面粗糙、质地坚硬，俗称瘊子、刺瘊，是常见的病毒性疣。主要是 HPV-2 型感染所致。寻常疣好发于儿童、青少年、中年人四肢，尤其以手背、手指、甲缘等处多见。手外伤或水中长期浸泡是其常见诱因。本病病程缓慢，但多有自限性，约 65% 患者中疣体可在 1 年内自行消退，95% 患者疣体可于 5 年内消退。少数患者仍可复发。常用的治疗方法包括：①物理疗法，如冷冻疗法、激光疗法、微波疗法、高频电疗法。②外用药，可使用抗病毒、角质剥脱或腐蚀性外用药，如 5% 氟尿嘧啶软膏、酞丁安二甲基亚砜液、0.1%～0.3% 维 A 酸软膏，点涂疣体表面。先用温水浸泡皮疹处，刮出角质层，再点涂药物，疗效较好。③其他疗法，包括刮疣术、钝性剥离术等，术前应注意局部消毒，术后压迫止血包扎。上述治疗方法应由专业医师操作，患者切勿自行操作。

28. 如何治疗扁平疣？

扁平疣是 HPV 感染皮肤黏膜所致的扁平状良性赘生物，数目较多且密集，搔抓后可沿着抓痕呈串珠状排列，中医称"扁瘊"。一般发病于儿童和年轻人，故又称青少年扁平疣。主要由 HPV-3 型感染所致。好发于面部、手背及前臂、颈和上胸部。一般无自觉症状，偶有轻痒，呈慢性发病，可突然自行消退。

扁平疣治疗以局部治疗为主。外用 3% 酞丁安、0.1% 维 A 酸软膏、5% 氟尿嘧啶、鬼臼毒素液点涂疣体。点药前先轻刮疣体，疗效较好。氟尿嘧啶容易引起色素沉着，面部慎用。0.5%～1.0% 鬼臼毒素液也可点涂，但由于有腐蚀刺激性，勿用于面部。也可采用直接接触法行液氮冷冻治疗。患者日常避免相互接触，预防直接传染，勿搔抓摩擦。定期煮沸患者的毛巾、枕巾及清洗、日晒日用品，阻断间接传染途径。

29. 什么是跖疣？

跖疣是发生于足底或趾跖面的寻常疣，多由 HPV-1 型感染所致。可发生在足底的任何部位，但以足部压力点，特别是跖骨的中部区域为多。外伤、摩擦、足部多汗等均可以促进其发生。本病以局部治疗为主，根据皮疹状况，参照寻常疣的治疗方法。皮疹较多或融合成片者外用 10% 甲醛溶液、30% 冰醋酸、33% 三氯醋酸，也可用 3% 甲醛溶液或 1% 冰醋酸浸泡。

30. 什么是疣状表皮发育不良？

疣状表皮发育不良为一种全身发生泛发性扁平疣样皮损的 HPV

感染，由 Lewandowsky 和 Lutz 于 1922 年首次报道，至今已从本病皮疹中分离出多型 HPV，但以 HPV-3 和 HPV-5 两型为主。前者多见于良性、泛发性扁平疣状损害中，病程较长，不恶变，而后者除发现于扁平疣样皮损外，尚可见花斑癣样或棕红色的斑块，常有家族史，其暴露部位的损害，可发生癌变。本病多自幼年发病。单个皮损直径为 2～6mm，圆形或多角形，表面呈疣状或苔藓样扁平丘疹，可互相融合以 HPV-3、HPV-10 型为多见。质硬、暗红，紫红色或褐色，对称分布，好发于面、颈、躯干及四肢，亦可泛发至全身，甚至见于口唇、尿道口。躯干和四肢的皮损比较大而硬，相邻皮损可融合成直线及斑片，可持续存在多年而无变化，此外，该病常伴有掌跖角化、指甲改变、雀斑状痣及智力发育迟缓。

31. 什么是麻疹？接种麻疹疫苗之后还会出麻疹吗？

麻疹是由麻疹病毒所致的急性传染病。本病好发于儿童。麻疹典型的三联征：咳嗽、流涕、眼结膜充血。麻疹是一种传染性很强的发疹性疾病，潜伏期 10～15 天。这种病毒存在于患者的口、鼻、眼结膜及气管的分泌物内，通过与这些分泌物的直接接触或者咳嗽、喷嚏时的飞沫传播而传染。麻疹出齐之后的 5～7 天，这些黏膜不再产生这种分泌物，于是失去了传染能力。麻疹脱落的皮屑无传染性。

麻疹主要流行于春末，此时要及时发现，管理好患者，切断传染途径及保护易感儿童，患者应该隔离至发疹后的 1 周，如有其他并发症的患者隔离期应延长至 10 天。对于患者，要注意护理，房间内的室温要保持在 20℃，同时要保持通风，保持口腔、眼、鼻的卫生。

在我国的城市和农村的儿童都接种过麻疹疫苗。麻疹疫苗是一种减毒活疫苗，注射在人体内，使人不但不会发生麻疹，相反还会刺激身体产生杀灭或抑制麻疹病毒的抗体，保护人体防止麻疹病毒的侵袭，起到预防的目的。如果注射入人体的麻疹减毒活疫苗数量不够，或活疫苗因制作、储存、运输、使用不当，使疫苗的免疫力降低，在人体内不能产生足够的抗体，这时感染麻疹病毒之后就会引起麻疹，但是和没有注射麻疹疫苗的患者相比，发病要轻，且不典型，体温不是很高，眼的分泌物也不多，身上的皮疹数量少。

32. 孩子得了手足口病怎么办？

手足口病是由柯萨奇病毒、埃可病毒、肠道病毒 71 型（EV71）所致手、足、口腔斑疹和疱疹的发热性发疹性传染病。好发于 2 ~ 7 岁儿童，发生在手、足、口部水疱为特点，常伴发热，严重者可发生心、肺、脑等损害，甚至死亡。流行性手足口病最常见是由柯萨奇病毒 A16 型或肠道病毒 71 型所致。病毒通过粪口途径或飞沫传染给人，潜伏期 3 ~ 5 天。初期是低热，口腔出现水疱，周围红晕，很快破裂形成糜烂或溃疡，发生在手足部的也是相同的病程，中心是水疱、米粒大，周围红斑，以手指尖、掌心、足的侧缘及足跟部多见。多数皮疹 7 ~ 14 天自然消退，不留瘢痕。

主要是对症和支持治疗。应加强口腔护理，用生理盐水漱口和清洁口腔。可酌情选用阿昔洛韦、利巴韦林等抗病毒药物，以及清热解毒的中草药等。该病可有心肌炎、肺炎、脑膜炎等并发症，发生并发症时应转入专科医院救治。流行季节应做好儿童个人、家庭和托幼机构的卫生防护，保持良好卫生习惯。目前已有 EV71 型手足口病疫苗，该疫苗用于预防 EV71 感染所致的手足口病，但并不能够预防其他肠道病毒，比如柯萨奇病毒 A16 型引起的手足口病。

33. 孕妇感染风疹会引起胎儿畸形吗？

妊娠早期感染风疹病毒可致胎儿感染，造成胎儿发育缺陷或先天畸形。因此，对妊娠前 3 个月内患风疹的孕妇首先要明确诊断，可疑者做病毒培养，一旦明确诊断需要立即终止妊娠。风疹是由风疹病毒所致的急性传染病。临床特征是发热、全身皮疹，伴耳后和枕部淋巴结肿大（稍有压痛），全身症状较轻。患者是唯一的传染源，病毒存在于患者的上呼吸道，通过飞沫传播。传染期是发疹前 2~3 天的潜伏期末到皮疹消退期间。接触患者后约 30% 可以发病，患病后可获终生免疫。发病初期有发热，体温多在 38℃ 左右。咳嗽、咽痛、流涕，部分患者有腹痛、腹泻。2~3 天后，口腔内软腭上出现散在暗红色斑或紫癜。此斑出现后随之面部、颈部、躯干、上肢及下肢出现红色斑点、丘疹及斑丘疹。但手掌和足底多数无皮疹。出现皮疹后的 1~2 天，全身皮疹消退，病程 3~7 天。

34. 生殖器疱疹会引起畸胎吗？

发生在肛门、外生殖器部位的由单纯疱疹 2 型病毒（HSV-2）引起的感染称为生殖器疱疹，是与患者或被感染者性接触传染的。生殖器疱疹分为初发性与复发性两型。初发性的潜伏期 3~5 天，初发是红色的丘疹，迅速变成水疱，3~5 天后形成糜烂或溃疡，有烧灼痛，可有低热、骶 2~4 节段神经出现感觉异常，表现腰骶部疼痛。男性患者疱疹位于龟头、冠状沟、尿道口及包皮。女性患者疱疹位于外阴、肛门、大腿及宫颈部位。复发性的生殖器疱疹在初发疱疹消退后 1~4 个月内复发，约 60% 的初发性生殖器疱疹可以转为复发性，1 年内可以复发 2~6 次。复发性的症状轻，通常 1 周内消退。妊娠 3 个月内患生殖器疱疹可以发生畸胎或死胎，如智力低下、癫痫、肝脾大。如果出生时婴儿经产道感染单纯疱疹病毒可引起病毒性脑病，死亡率高。

35. 猴痘是一种什么疾病?

猴痘是由猴痘病毒(monkeypox virus, MPXV)感染所致的一种病毒性人兽共患病。猴痘病毒于 1958 年在绿猴中被发现,1970 年在刚果民主共和国一名疑似天花患者的标本中首次分离到猴痘病毒,为首例确诊的人类猴痘病例。2022 年 5 月初以来,已有 20 多个非地方性流行国家发现多例猴痘病例,多国疫情显示,猴痘已发生人际传播,并广泛传播到非洲以外的国家和地区,病死率约为 0.1%。2022 年 9 月我国报告首例猴痘输入病例,2023 年 6 月开始出现本土猴痘疫情,目前全国 20 多个省份先后报告猴痘病例。

为切实保障人民群众生命安全和身体健康,国家卫生健康委决定,自 2023 年 9 月 20 日起将猴痘纳入《中华人民共和国传染病防治法》规定的乙类传染病进行管理,采取乙类传染病的预防、控制措施。

36. 猴痘有哪些临床表现?

猴痘的潜伏期为 5 ~ 21 天,多为 6 ~ 13 天。发病早期出现发热、寒战、头痛、嗜睡、乏力、背部疼痛和肌痛等前驱症状。90%患者出现明显的浅表淋巴结肿大,如颈部、腋窝、腹股沟淋巴结等。

发病后 1 ~ 3 天出现皮疹。首先出现在面部,逐渐蔓延至四肢,手心和脚掌均可出现皮疹。皮疹经历斑疹、丘疹、疱疹、脓疱和结痂几个阶段,不同形态的皮疹可同时存在。疱疹和脓疱疹多为球形,直径 0.5 ~ 1.0cm,质地较硬,可伴明显痒感和疼痛。疱疹数量从几个到数千个不等,多呈离心性分布。可累及口腔黏膜、消化道、生殖器、结膜和角膜等。病程 2 ~ 4 周。结痂脱落后可遗留红斑或色素沉着,甚至瘢痕,瘢痕持续时间可长达数年。

部分患者可出现并发症,包括皮损部位继发细菌感染、呕吐和腹泻引起的严重脱水、支气管肺炎、脑炎、角膜感染等。

37. 猴痘是如何传播的？

猴痘病毒经黏膜和破损皮肤侵入人体。主要通过接触感染动物的呼吸道分泌物、病变渗出物、血液、其他体液，或被感染动物咬伤、抓伤而感染。人与人之间主要通过密切接触传播，亦可在长时间近距离接触时通过飞沫传播，接触病毒污染的物品也有可能感染。病毒还可通过胎盘从孕妇传播给胎儿。

既往接种过天花疫苗者对猴痘病毒存在一定程度的交叉保护力，因此，未接种过天花疫苗的人群对猴痘病毒普遍易感。

38. 得了猴痘如何治疗？猴痘的预后如何？

目前国内尚无抗猴痘病毒药物。治疗主要包括对症支持治疗和继发性细菌感染的治疗。猴痘为自限性疾病，大部分预后良好。严重病例常见于年幼儿童、免疫功能低下人群，预后与感染的病毒株、病毒暴露程度、既往健康状况和并发症严重程度等有关。

39. 个人如何预防猴痘？

（1）避免接触病原。避免前往猴痘地方性流行地区，尽量避免与啮齿类动物和灵长类动物（包括患病或死亡的动物）发生接触，不直接接触动物的血和肉，必须彻底煮熟后才能食用。处理染病动物或感染组织以及在屠宰过程中应佩戴手套及其他适当的防护用品。

（2）疫苗接种。接种天花疫苗可预防猴痘，我国既往的天花疫苗为复制型组织培养痘苗，暴露前接种可有效保护人群免受感染，而暴露后 2 周内，尤其是最初 4 天内接种者，约 85% 可产生免疫力，减轻症状严重性。若在国外有过接触史和暴露史，尚未出现症状，可主动联系当地疾控中心进行咨询和报备。

40. 为应对猴痘病毒，日常生活中如何进行科学消毒？

（1）手消毒。可选用速干手消毒剂，或直接用 75% 乙醇进行擦拭消毒；醇类过敏者，可选择季铵盐类等非醇类手消毒剂。有肉眼可见污染物时，应先使用洗手液（或肥皂）在流动水下按照六步洗手法清洗双手，然后按上述方法消毒。

（2）皮肤、黏膜。皮肤被污染物污染时，应立即清除污染物，再用一次性吸水材料沾取 0.5% 聚维酮碘或过氧化氢消毒剂擦拭消毒 3 分钟以上，使用清水清洗干净；黏膜应用大量生理盐水冲洗或 0.05% 聚维酮碘冲洗消毒。

（3）衣服、床单、毛巾等纺织品。患者使用的衣服、床单、毛巾等纺织品，无肉眼可见污染物时，若需重复使用，可用流通蒸汽或煮沸消毒 30 分钟；或用有效氯 500mg/L 的含氯消毒剂或 1000mg/L 的季铵盐类消毒剂浸泡 30 分钟后，按照常规清洗；或其他有效的消毒方法。

（4）餐（饮）具。患者用后的碗、盘、筷、杯等餐（饮）具清除食物残渣后，煮沸消毒 30 分钟，或使用有效氯 500mg/L 的含氯消毒剂浸泡 30 分钟后，再用清水洗净。

（5）物体表面。诊疗设施设备表面以及床围栏、床头柜、家具、门把手和家居用品等有肉眼可见污染物时，应先完全清除污染物再消毒。无肉眼可见污染物时，用有效氯 1000mg/L 的含氯消毒剂或 500mg/L 的二氧化氯消毒剂、不耐腐蚀的物体表面也可用 2000mg/L 的季铵盐类消毒剂进行喷洒、擦拭或浸泡消毒，作用 30 分钟后清水擦拭干净。

（6）室内空气。如经科学评估，需对室内进行空气消毒，则在无人情况下，可选择5000mg/L过氧乙酸、3%过氧化氢、二氧化氯（按产品说明书）等消毒剂，按20ml/m³用超低容量（气溶胶）喷雾法进行消毒。也可采用经验证安全有效的其他消毒方法。

41. 婴儿玫瑰糠疹是幼儿急疹吗？

婴儿玫瑰糠疹又称幼儿急疹，是发生在2岁以下幼儿的急性发疹性病。人类疱疹病毒6型（HHV-6）感染是最常见病因，其次是HHV-7感染。冬季发病率高，有传染性，患病后终身免疫。潜伏期1~2周，突然高热，体温39~40℃，发热时可伴咳嗽、腹泻、呕吐等症状，但一般状态好。发热2~5天后，体温突然降到正常，出现直径为1~5mm玫瑰色斑丘疹，部分丘疹相互融合成较大的红色斑片，似风疹或麻疹，皮疹1天内出齐。主要发生在胸、腹、背部，四肢近端也可以出现，疹出齐后1~2天消退，不留色素斑。

42. 小儿丘疹性肢端皮炎是否都并发肝炎？

小儿丘疹性肢端皮炎是好发于儿童面部和肢端的一种特异性丘疹的自限性皮肤病。常伴浅表淋巴结肿大和肝大。1955年意大利学者贾诺蒂（Gianotti）首次报道了该病，最初确认此病与乙型肝炎病毒感染相关。后续研究表明其他病毒和细菌，如EB病毒、腺病毒、埃可病毒、巨细胞病毒、柯萨奇病毒，以及A组溶血性链球菌、脑膜炎球菌、肺炎支原体等也可引起此病。也有报道在接种乙型肝炎、麻疹、脊髓灰质炎等疫苗后发生此病。因此，小儿丘疹性肢端皮炎不是都并发肝炎。该病为良性自限性疾病，一般不需要特殊治疗，主要是保肝和对症治疗。如果有瘙痒症状可用抗组胺药，皮疹可用炉甘石洗剂等。皮疹6~8周可自然消退。

43. 如何应对疥疮？

疥疮俗称"长疥"，是由疥螨传染到人皮肤而引起的剧烈瘙痒性疾病。该病传染性强，接触患者的内衣、被褥、手套、袜子、帽子及握手都可以传染给他人。疥疮主要发生在皮肤细嫩的地方如手指缝、脐周围、外阴部、大腿内侧、臀部等，一般不累及头面部，但婴幼儿例外。手指缝皮疹是早期诊断的根据，皮疹是红色丘疹、丘疱疹及水疱，小米粒大小，很痒，睡前最痒，可能是雌疥虫此时产卵所致。手指间灰色、黑色的线样"隧道"为特征。常常在阴囊、包皮处有豆粒大的角化性结节称之疥疮结节，也是特征之一。

治疗疥疮应尽量早发现、早诊断、早治疗。家中或集体单位的患者要同时治疗。常用的药物有硫黄软膏（成人用10%，儿童用5%）、1%林旦乳剂或软膏、10%苯甲酸苄酯乳剂。孕产妇及2岁以下婴幼儿禁止使用1%林旦乳剂或软膏，儿童慎用。其他可选用10%克罗米通乳剂或搽剂等。预防疥疮应注意个人卫生，衣物用水煮沸或烫洗暴晒、勤晒被褥，不与患者同居或密切接触。患者应隔离治疗，换下的衣物、床单、被罩要烫洗日晒。

44. 什么是桑毛虫皮炎？

桑毛虫毒毛刺伤皮肤所引起的皮炎称桑毛虫皮炎，一般发生于6~10月份，接触毒毛至发病一般短至10分钟，长达12小时。常见的发疹部位为颈圈、躯干上部及上肢屈侧，皮疹数目一般不多，分布疏散，但在桑毛虫较多的环境下工作且暴露时间较长，则皮疹可数以百计，皮疹形态多为斑丘疹、丘疱疹及斑疹，中央可见一深红色或黑色似针尖小点。少数为风团，均有不同程度的瘙痒和烧灼感，尤以晚间入睡前为甚。偶有低热或其他不适等全身性反应。病程一般在1周左右，较久者可达 2 周。

局部治疗，反复用胶布粘贴患处，尽量拔除毒毛。及时用肥皂水或 5%～10%碳酸氢钠（小苏打）溶液冲洗局部。外涂复方炉甘石洗剂或糖皮质激素霜类。

45. 什么是松毛虫皮炎？

本病因松毛虫的毒毛刺伤皮肤引起，发病者以参加农林业劳动的青壮年为主，主要表现为皮炎和骨关节炎，皮炎一般在接触毒毛后几分钟到几十分钟内发生，其皮疹与桑毛虫皮炎类似。骨关节炎则潜伏期较长，短的 1～5 天，长的 10～20 天，累及四肢关节，尤以暴露部位的手、足小关节为多见，多为单个关节发病，可累及骨和软骨。

局部治疗参考桑毛虫皮炎。急性期关节炎可口服糖皮质激素及解热镇痛抗炎药（保泰松、吲哚美辛等），关节周围可用泼尼松封闭。炎症消退后应注意功能锻炼，防止关节畸形。

46. 什么是刺毛虫皮炎？

本病为刺蛾幼虫的毒刺刺伤皮肤所致。大多发生在 6～9 月份刺毛虫盛发期，刺伤后初感瘙痒、刺痛、火灼感。在刺伤部位中心起一米粒至豌豆大或更大的荨麻疹样皮疹或较大的肿块，周围可出现红晕，此红晕 6～7 小时消失，遗留下米粒至黄豆大小的红色斑丘疹，又可引起瘙痒及刺痛，反复发作，1～2 周方可完全消失。若某一部位同时有多数刺毛刺伤皮肤，则可形成面积较大的弥漫性红肿，皮疹多发生在面、颈、手及前臂等暴露部位。

发生刺毛虫皮炎后，被接触处皮肤用胶布粘贴法拔除毒毛，反复数次，将未深入皮肤的毒毛粘出，然后外搽炉甘石洗剂或用 1%～2%明矾溶液湿冷敷。症状严重给予抗组胺药或镇痛药及糖皮质激素。

47．得了茶毛虫皮炎该如何处理？

茶毛虫又叫茶毒蛾，其幼虫的毒毛刺入皮肤能引起茶毛虫皮炎。其临床表现与桑毛虫皮炎大致相同，在茶毛虫盛发季节，亦可在人群中引起茶毛虫皮炎的流行。

可用透明胶纸或胶布反复数次粘去皮肤上的毒毛，然后外搽炉甘石洗剂或用1%～2%的明矾溶液冷湿敷。

48．蛾茧皮炎有什么临床表现？

蛾茧皮炎是指皮肤直接接触蛾茧后所发生的皮炎。临床表现主要以红、肿、水疱为特征，伴有较明显的痛、痒感，皮损范围随接触面大小而变化。实验观察发现，当刺蛾幼虫结茧变成蛹时，幼虫身上的毒毛也一并织入茧内，蛹变成蛾自茧中脱出后，留下的茧壳若接触人体，残留在茧壳上的毒毛刺伤皮肤后而致病。

49．为什么被虻叮伤会流血不止？

虻叮刺后可引起剧痛，并可产生大片红肿。由于叮刺时分泌抗凝血物质，因此被刺伤处常有流血不止的现象，其幼虫叮刺后也可致皮肤疼痛、刺痒及红肿。

50．什么是皮肤蝇蛆病？

皮肤蝇蛆病是某些蝇的幼虫（蛆）钻入人体后，在皮肤里引起的皮肤炎症反应。本病多见于牧区，患者经常有牛、马接触史，好发生于夏秋季节。常见的蝇种有牛皮蝇、纹皮蝇、人皮蝇、鹿皮蝇、黄尘蝇等。蝇产卵于皮肤或衣物，或产卵于创伤处，孵化后幼虫穿过皮肤而寄生于皮下组织，亦可通过带有蝇卵的蚊子吮吸人血时将卵带到皮肤上孵化成幼虫而感染。

起病时常有轻微的全身症状，如低热、头痛、恶心、全身不适等。四肢麻木，局部皮肤有窜痛感，夜间加重。皮肤表现主要为疖肿型和匍行疹型。疖肿型为单个或多个成群的皮下结节或红色肿块，当幼虫即将钻出皮肤时，肿块渐增大，局部水肿加剧，疼痛加重，几小时后肿块中心起血疱，挤破可见到幼虫，以后炎症渐退，中心留有穿凿性小孔而愈。匍行疹型皮肤出现曲折线样红肿，末端为一水疱，此系幼虫活动标志。

治疗以清除蝇蛆为主，可采用挤压肿块、局部切开取虫、溃疡面清洗、乙醚麻醉幼虫后取虫等方法。继发感染者可予抗生素治疗。

51. 蜂、蝎子蜇伤如何治疗？

常见的蜂类有蜜蜂、黄蜂，黄蜂又称马蜂，蜂类蜇人后毒液即注入皮内，毒刺亦常留于皮内，因毒刺上有倒刺。被蜂蜇刺后，患处即有烧灼感或显著的痛痒感，很快潮红肿胀，中心有瘀点，甚至形成水疱，若被多数蜂同时刺螫，可产生大面积显著肿胀，偶见发生休克反应甚至致死者。治疗时对症治疗，外涂碱性溶液如肥皂水、5%～10%碳酸氢钠（小苏打）溶液，也可以局部注射普鲁卡因。休克的患者要按过敏性休克治疗，迅速用0.1%肾上腺素皮下注射。

蝎子的蜇伤比蜂蜇伤重，可用橡皮止血带扎住近心端，用负压的方法吸出毒液，清洗创口，其余处理同蜂蜇伤。

52. 如何预防动物源性皮肤病？

人们在日常生产、生活中，经常会与动物发生接触，由于它们的叮咬、毒刺、分泌物、排泄物等对人体可产生毒害作用，引发皮肤疾病，下列措施可有效预防这类疾病的发生。

（1）在生产劳动、野外或海上作业、旅游、游泳时，应加强个人防护，搞好环境卫生，消灭有害动物的滋生地。

（2）保持室内清洁干燥，必要时喷洒杀虫剂，同时注意做好个人卫生，勤洗澡，勤换衣，以降低动物源性皮肤病的发生。

（3）赤眼蜂、红头小茧蜂、莺、燕等是各类毛虫的天敌，为它们创造栖息及繁殖条件有利于灭虫。进入毛虫盛发期的山林应做好个人防护，穿着防护服。

（4）夏季不要在有毛虫的树下纳凉。

（5）搞好宠物卫生，消灭地面及附在动物身上的幼虫、卵及蛹。

（6）遇到马蜂窝、毒蝎等有毒动物，不要擅自招惹，要请专业人员处理。

53. 什么是浸渍擦烂型稻农皮炎？

稻农皮炎是农民在从事稻田生产劳动中由于各种原因引起的多种皮肤病的总称，浸渍擦烂型稻农皮炎是其中较常见的一种类型。多位于水接触部位，以两小腿、前臂远端及手足背部多见。浸渍擦烂型稻农皮炎民间俗称"烂手烂脚"，主要见于我国华南、华东地区，多发生于 5~8 月，发病率可达 48%~80%，以女性更多见。该病一般在水田连续劳动 2~5 天后发生，表现为指、趾间皮肤浸渍发白，起皱，自觉发痒，继之角化层剥离，露出糜烂面，有烧灼感及疼痛。常因搔抓引起继发感染。本病的发病原因主要与下列因素有关：①手足长时间浸泡。②田水温度高。③局部皮肤反复的机械性摩擦。④田水的酸碱度和空气的湿度。

浸渍擦烂型稻农皮炎的病程具有自限性，如不再下水田，轻者 2~3 天、重者 6~7 天即可自愈。如发生继发感染，产生局部红肿化脓，邻近淋巴管和淋巴结发炎，则可有发热等全身症状，并可使病程延长。

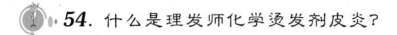

54. 什么是理发师化学烫发剂皮炎？

本病系指理发师因接触化学烫发剂（特别是冷烫液）所引起的手部接触性皮炎。最常见的过敏原是烫发剂中的对苯二胺和定型剂中的硫基乙酸甘油酯。皮炎多发生在接触烫发剂的当天或 3 天以内，一般只局限于接触烫发剂的部位，以手指、手背及手掌多见，多数患者同时有两个或两个以上部位发病，左手较右手明显。长期接触烫发剂，皮肤可变得粗糙，继而角化，出现皲裂或苔藓化改变。如皮肤出现广泛皮疹，或反复发作者，最后可引起剥脱性皮炎。

55. 什么是演员油彩皮炎？

该病是演员因使用油彩化妆而引起的皮肤病。女性发病率明显高于男性。一部分患者是由于颜料或其中杂质的原发性刺激所造成，另一部分患者则是由于有机颜料的致敏作用所形成，还有的则是以上两种作用同时存在的结果。可疑致病的油彩成分分别做皮肤斑贴试验可有助于寻找引起皮炎的原因。皮肤损害主要见于四种类型：皮炎型、痤疮型、色素沉着型、瘙痒型。

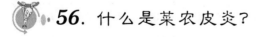

56. 什么是菜农皮炎？

菜农皮炎是指农民在从事农业生产过程中，因赤足挑水劳动所患的一种以足部损害为主的皮肤病。以每年的 6~10 月蔬菜种植繁忙季节容易发生。发病前常有赤脚行走、劳作或接触粪便史。产生本病的原因主要有 2 个，一个是两足长时间接触粪水和污水后引起足趾、足底及足侧皮肤浸渍发白、糜烂等。也可出现乳白色脱屑，刮去鳞屑后露出潮红色糜烂面，重者波及足底、足跟及足的两侧，呈水肿性红斑、糜烂、丘疱疹或脓疱，称为浸渍糜烂型菜农皮炎。本型患者多数在参加劳动后 1~2 周发生。其发病原因与临床表现均与浸渍擦烂型稻农皮炎相似。另一个原因是由钩虫丝状蚴钻入皮肤所引起，又称钩虫皮炎，当丝状蚴钻入皮肤后，局部便有针刺、烧灼和瘙痒感，1~2 小时后发生红色小斑点、丘疹，1~2 天内皮疹变成含淡黄色液体的疱疹，如不发生继发感染，皮疹经 2 周左右可自行消退，但抓破后常继发感染，使病情加重和病程延长。

57. 漆引起的职业性皮肤病有哪些特点？

漆引起的皮炎称为漆性皮炎。临床特点以生漆引起的生漆皮炎为最典型，最具代表性。生漆的主要成分漆酚具有高度的致敏性和一定的刺激性，既可通过原发刺激作用致病，也可经变态反应而致病。一般在直接或间接接触后 1 小时至 10 余天发病，初发大多出现在暴露部位，以颜面、颈部、手腕关节周围、手背及前臂等处多见，其后可延及躯干、四肢、股内侧、会阴部，可因搔抓后而继发它处。发病急，症状出现快，最先出现剧痒、灼热感，然后在上述部位发生皮疹，皮疹主要表现为两个类型：皮炎型和荨麻疹型。漆性皮炎不论是哪种皮损类型，初次发作时病情往往较重，以后如再发多数患者则症状减轻，然而也有少数患者愈发愈重，甚至一嗅到漆味即可发病甚至休克。治疗原则首先应停止接触，及时脱离致病的环境，然后抗过敏、消炎、对症处理等。

58. 抗生素引起的职业性皮肤病有什么临床特点？

抗生素引起的职业性皮肤病其临床特点因抗生素种类的不同，皮肤损害也不同。

（1）青霉素。该药在生产过程中引起皮肤反应相当常见，以皮炎型损害最常见；其次为荨麻疹及血管性水肿型损害。致病因素比较复杂，各工种之间也不尽相同。

（2）链霉素。本药在生产过程中引起皮肤损害者多发生于从事提炼、发酵和分装的工人之中。皮损表现以皮炎型损害多见，少数为荨麻疹型。

（3）四环素。本药在生产过程中皮炎型损害较少见，常见损害为手掌角化、皲裂。多发生于从事成品烘干、结晶、粗钙制备及过滤工作的工人。本药在生产过程中引起皮炎性损害主要见于从事硝化工序的工人中。

59. 煤矿工业相关的职业性皮肤病有哪些？

煤矿工业相关的职业性皮肤病主要有脓皮病，以采煤工人为主。脓皮病中又以疖病占绝对多数，达 82.9%，其次为毛囊炎、脓疱疮。其发生原因比较复杂，与坑道内温度高、湿度大、煤尘多、皮肤容易损伤，以及个人和环境卫生条件均有关系。除脓皮病外，浅部真菌病特别是足癣亦相当多见，特别是夏季更为普遍。此病亦与坑道内温度、湿度及通风不良有关。另外，矿工系于腰部的蓄电池中含有 20% 氢氧化钾的电解液，该液漏出接触皮肤后，可引起局部烧灼性皮炎甚至溃疡。

60. 石棉工业相关的职业性皮肤病有哪些？

石棉工业相关的职业性皮肤病主要有以下三种。

（1）瘙痒症。本病由石棉纤维的直接刺激所引起。

（2）手部干燥、粗糙、角化过度及皲裂。其与长期接触石棉粉尘及劳动操作时摩擦有关。

（3）石棉疣。好发于手指、手掌等部位，一般为米粒至赤豆大小。主要是由于石棉纤维刺入皮肤后引起的反应性增生。

61. 黄水疮如何治疗和预防？

西医称为脓疱疮，中医称之黄水疮，是化脓性球菌所致的急性细菌性皮肤病，具有接触传染和自体接种感染的特性，易在儿童中流行。病原体主要为金黄色葡萄球菌，其次是乙型溶血性链球菌，亦可由两种细菌混合感染。本病容易发生在患湿疹或虫咬的皮损上，多见于面部和手背部。由于致病细菌的不同，临床上分为两型，一型是大疱型脓疱疮，由金黄色葡萄球菌引起，初起是散在的水疱，1~2天水疱迅速增大至红枣大，水疱内的液体是清亮的，1天之后疱液浑浊，脓汁沉积于底部，呈半月形的积脓现象，是本型的特征，疱破裂后脓液外渗结成黄色痂。另一型是脓痂型脓疱疮，由溶血性链球菌所致。初起的皮疹是红斑，很快出现水疱，水疱变成脓疱，脓疱破裂后形成脓痂，痂皮一般于6~10天脱落，此脓痂是蜜黄色的，为此型的特征。

局部治疗以杀菌、消炎、止痒、干燥为原则。脓疱未破者，可外搽10%硫黄炉甘石洗剂，如脓疱较大时应抽取疱液，脓疱破溃者可用1：5000高锰酸钾溶液、1：2000盐酸小檗碱溶液或0.5%新霉素溶液清洗湿敷，再外搽莫匹罗星软膏、红霉素软膏或夫西地酸软膏。对皮损广泛，全身症状较重，伴发热、淋巴结炎及体弱或经局部药物治疗无效者，应及时全身应用抗生素。平时注意皮肤的清洁卫生，及时治疗瘙痒性皮肤病和防止各种损伤，保证皮肤完整；隔离和治疗患者，对已污染的衣物和环境及时消毒，以减少疾病的传播，均有助于预防此病。

62. 毛囊炎、疖和痈有什么区别？

毛囊始于真皮的下部，经过真皮的上部、表皮，止于皮肤的表面毛囊开口处。细菌感染不同的部位、不同的程度有不同的病名，实际上都是毛囊炎。在皮肤表面毛囊开口处的金黄色葡萄球菌感染称毛囊性脓疱疮，也称毛囊口炎，表现为绿豆大小的脓疱，周围是红晕，7~10天脱痂而愈。好发于头、腿及臀等毛发多的部位。整个的毛囊发炎，也就是说从毛囊的开始处真皮起到毛囊的终止处表皮的部分都发炎，这种炎症是葡萄球菌感染，称为单纯性毛囊炎，表现为红色小硬结节，触之疼痛，好发于面部，1周愈合，可以留下轻微的瘢痕。如果葡萄球菌不仅感染了毛囊，而且感染了毛囊周围的组织和皮脂腺，毛囊、皮脂腺及其周围组织均发生炎症，称之为疖。由于疖的炎症范围大，临床表现的红色硬结节也大，压痛明显，2~3天后硬结中心坏死形成脓疡，破溃后，排出脓液、脓栓和坏死组织，肿胀消退，1~2周后结疤愈合。疖常有发热，附近淋巴结肿大，在个别人可引起败血症。疖好发生在面、颈、臂及臀部等。因为鼻孔和上唇部的血管与脑内的血管相通，鼻与上唇两角区域又称为危险三角区，发生在此处的疖如果溃破，容易通过血行播散引起颅内感染，严重者可致死亡，所以，对此部位发生的疖，千万不要自己动手挤压，以免炎症扩散甚至导致严重后果。经常反复发作，数目较多的疖称疖病。如果葡萄球菌同时感染了多个毛囊则称之为痈，常见于抵抗力低下者，如糖尿病、肥胖患者。痈实际上是几个毛囊的炎症，是一片较大的紫红色的硬块，化脓后表面有多个脓头是本病的特点，好发于颈背部、背、肩、臀及大腿，有发热、畏寒、头痛等全身症状，可以引起败血症。这四种病均用抗生素治疗。晚期有化脓破溃的疖或痈应及时切开引流。

63. 什么是丹毒？如何治疗？

丹毒是由 A 组溶血性链球菌感染所致皮肤、皮下组织淋巴管及其周围组织的急性炎症。病原体为乙型溶血性链球菌。细菌可通过皮肤或黏膜细微损伤侵入，足癣、趾甲真菌病、小腿溃疡、鼻炎、慢性湿疹等均可诱发此病。丹毒好发于足背、小腿、面部等，婴儿好发于腹部，其他部位亦可发生，多为单侧性。起病多急剧，皮损为水肿性红斑，界限清楚，表面紧张发亮，迅速向四周扩大。可有不同程度的全身中毒症状和附近淋巴结肿大。临床上根据表现不同命名：在红斑基础上发生水疱者为水疱性丹毒，发生大疱者为大疱性丹毒，发生脓疱者为脓疱性丹毒；若炎症深达皮下组织并引起皮肤坏疽，为坏疽性丹毒；皮损一面消退，一面发展扩大，呈岛屿状蔓延者，为游走性丹毒；若于某处多次反复发作，称复发性丹毒。本病反复发作致皮肤淋巴管受阻，淋巴液回流不畅，致受累组织肥厚，日久形成象皮肿，多见于下肢。若发生于颜面者，可形成慢性淋巴水肿样改变。皮损消退后留有轻度色素沉着及脱屑。

早期、足量、高效的抗生素治疗可减缓全身症状，控制炎症蔓延，并防止复发。首选青霉素。青霉素过敏者可选用红霉素或喹诺酮类药物。局部治疗可用 25%～50% 硫酸镁湿敷或 0.5% 呋喃西林液湿敷，并外用抗生素软膏如莫匹罗星软膏、诺氟沙星软膏等，注意抬高患肢，及时处理皮肤小创口。

64. 蜂窝织炎是什么？它与丹毒有什么区别？

蜂窝织炎是一种广泛的累及皮肤和皮下组织的弥漫性急性化脓性炎症。蜂窝织炎与丹毒都是链球菌感染，前者的病损在真皮的深部或皮下组织，而后者在真皮的中上部，前者的症状重，高热、疼痛明显，病变组织深、边缘不清楚，如果不及时治疗，很快加重，局部可以出现坏死。皮损中央软化有波动感时，须及时手术切开引流。简单地说，蜂窝织炎比丹毒发病部位深，症状更重。

65. 哪类人群易患颈部瘢痕疙瘩性毛囊炎？

颈部瘢痕疙瘩性毛囊炎是发生在后颈部的一种细菌感染性炎症，致病菌主要是金黄色葡萄球菌，其次是白色葡萄球菌和链球菌。多发生在油性皮肤、痤疮和瘢痕体质的中年男性。初起的皮损是在后颈部发缘处红色的丘疹，脓疱，中心有一毳毛，几个丘疹相互融合成紫红色的硬结。自觉痒痛，病程缓慢，常是几年，愈后留有瘢痕，可以使用异维 A 酸，复方多黏菌素 B 软膏外用治疗。

66. 身体哪些部位易发生化脓性汗腺炎？

化脓性汗腺炎是一种好发于腋部和会阴部的大汗腺性慢性疼痛性炎症。病因疑与代谢紊乱有关，患者可有葡萄糖利用障碍或明显贫血，患处浸渍阻碍汗管角化致汗腺发炎可能是其诱因。会阴部可呈现集团性痤疮和头皮毛发周围炎，但主要与体质有关。该病多见于青年和中年女性，早期呈单个或多个皮下结节，渐扩大、稍痒，其后结节表面红，伴疼痛或压痛，顶端可有小脓疱。有的可数周或数月不化脓，可形成不规则成群或成串的结节，最后融合成片块。一般不发热，但伴蜂窝织炎时可有发热及软弱，可反复发作，病程长达 5 年或更久。本病可与聚合性痤疮、脓肿性穿掘性毛囊炎同时存在，称为毛囊闭锁三联症。

67. 坏疽性脓皮病如何治疗？

此病是慢性、溃疡性、瘢痕性、化脓性、疼痛性的皮肤病。好发于 30～40 岁的男性，常见于面部、肩部、背部等部位。

坏疽性脓皮病病因不明，现多认为与自身免疫有关，细菌感染可诱发。初起的皮损是丘疹、水疱、血疱、脓疱及结节、相互融合形成浸润性的紫红色硬块，短期内出现坏死、溃疡，边缘仍然为紫红色，溃疡的形状不规则，其上方附有恶臭的黄绿色的浓液和结痂，溃疡中心结成瘢痕愈合的同时，边缘紫红色的斑块仍然不断地扩大，可以发展至面部的一侧或背部的一侧。皮损的数量可以为多片，常以一片为重，出新皮损的同时有高热。治疗选用柳氮磺胺嘧啶、氨苯砜、氯苯吩嗪，严重者可应用糖皮质激素及免疫抑制剂。

68. 小腿溃疡是怎么回事？

小腿溃疡也称静脉曲张性溃疡、郁积性溃疡。该病主要发生在长期站立工作的人群，如教师、纺织工人、售货员、农民及三轮车工人。可由于长期用腿，造成小腿静脉曲张，血液回流障碍，静脉压力增高，引起小腿水肿，在外伤、蚊叮咬后引发小腿溃疡，溃疡常发生在小腿前下部，内踝的上方或后方，此溃疡不易愈合。周围皮肤色素沉着，并见鳞屑及湿疹样改变。治疗采用理疗、氦氖激光和外用抗生素膏的综合治疗。避免久站久坐。可适时抬高患肢，促进下肢静脉血液回流。

69. 手足癣分哪些类型？

手癣和足癣是由皮肤癣菌（一类主要引起皮肤及附属器感染的真菌）引起的指/趾间、手掌、足底及手足侧缘的浅表真菌感染。足癣多累及双足，手癣一般只累及单手。

足癣可分为浸渍糜烂型、水疱鳞屑型、角化过度型。手癣的主要类型为水疱型和鳞屑角化型。浸渍糜烂型和水疱鳞屑型多发生于夏秋季节。同一患者可以同时存在几种类型。

70. 足癣是如何传染的？

足癣是皮肤科门诊最常见的皮肤病之一。足癣是真菌感染引起的，患者可以把脚上的真菌传到手上引起手癣，由手传染到腹股沟或臀部称为股癣，传染到身体的其他处引起体癣。这些患者患病部位接触过的浴室的浴盆、拖鞋、椅子、更衣室的床、游泳池边的坐歇处，尤其是在夏季，出汗多且潮湿，穿得又少，这种菌可以粘在办公室或图书馆的桌子和椅子上，凡是有人来往的地方都可以传染，这种传染比我们想象的要强，一般人不太会注意。导致足癣的真菌容易生活在潮湿、闷热的环境中，如夏季穿皮鞋、运动鞋、胶鞋、洗脚后不把脚擦干净，脚趾缝有水，这些都是感染上足癣的条件。足癣好发于第4、5趾缝处，如胖人脚趾也胖，不通气，所以各个脚趾都可以发病。

71. 治疗手足癣常用的外用药物有哪些？

外用抗真菌药物治疗，具有起效快、费用低、极少发生全身性不良反应等优点，疗程2~4周一般可以治愈，如不规范用药则极易复发。轻症和早期的手足癣可采取局部外涂药物的方法。目前常用的外用抗真菌药物如下。

（1）咪唑类。包括咪康唑、酮康唑、益康唑、克霉唑、联苯苄唑和卢立康唑等。

（2）丙烯胺类。主要包括特比萘芬、布替萘芬和萘替芬等。

（3）其他。吗啉类的阿莫罗芬，吡咯酮类的环吡酮胺，硫代氨基甲酸酯类的利拉萘酯。

（4）具有角质剥脱作用的制剂。包括水杨酸、苯甲酸、十一烯酸等。

（5）中药。土槿皮等制剂。

 72. 如何预防手足癣？

手足癣，尤其是足癣，在温暖潮湿的环境中容易复发或再感染。做到以下几点对降低手足癣复发及减少传播至关重要。

（1）注意个人卫生。手足部洗浴后及时擦干，特别是趾/指间，避免长时间将手足浸泡在水中；手掌、足底出汗多时可局部使用抑汗剂或硝酸咪康唑散等抗真菌散剂，保持足部清洁干燥。

（2）穿透气性好的鞋袜，勤于更换、烫洗、晾晒鞋袜，必要时定期喷洒如硝酸咪康唑散等抗真菌散剂，保持鞋袜清洁干燥。

（3）注意家庭环境卫生及浴池泳池、宿舍等场所公共卫生，不共用日常生活物品，如拖鞋、毛巾、浴盆、指甲刀，不赤足行走等。

（4）积极治疗自身的甲癣、体股癣等癣病（特别是甲癣），同时还需积极治疗家庭成员的癣病。宠物定期体检，发现癣病，及时治疗。

73. 皮肤结核病有哪些种类？

皮肤结核病临床种类不同，表现变化很大，一般根据免疫、临床表现、组织病理、感染途径等主要分为以下几型。

（1）局限型。主要是由局部扩散，病损处容易找到结核分枝杆菌，可呈典型结核性病理改变，病程很慢。属于此型的临床表现：结核性初疮、疣状皮肤结核、寻常狼疮、瘰疬性皮肤结核、口腔结核性溃疡等。

（2）血源型。主要由血行传播，病损内不易查见结核分枝杆菌，病理组织上除有结核结构外，常可有血管的改变。皮损常表现为对称分布，发病较急。属于此型的有急性粟粒性皮肤结核、瘰疬性苔藓样皮肤结核、丘疹坏死性皮肤结核疹、硬红斑等。

74. 什么是寻常狼疮？

寻常狼疮是发生在结核菌素高度敏感的患者的一种慢性进行性皮肤结核病。寻常狼疮是皮肤结核中常见的一型。多见于儿童和青少年，好发于面部，尤其是颊部（也就是长酒窝的地方）。发生在头颈部的寻常狼疮常并发淋巴管炎、淋巴结炎。鼻尖可变尖如"鸟啄状"。寻常狼疮由身体其他部位的结核灶经血液、淋巴或接触传播。极少数可继发于卡介苗接种后的初疮。初起是黄色或紫红色的小结节，结节逐渐扩大、增多，并且互相融合，形成斑块，如果用玻璃片压它，可以见到玻璃片的下面有褐黄色或褐绿色结节，似苹果酱色，称之狼疮结节，此结节具有诊断价值。已经形成的紫红色斑块边缘逐渐地向四周扩大的同时，其中心部却出现萎缩性瘢痕，边缘呈紫红色，与正常皮肤之间界限非常清楚，发展缓慢，不疼，不痒。除典型皮损外，可有扁平型、增殖型、溃疡型及黏膜型寻常狼疮。

75. 疣状皮肤结核容易发生在哪里？

疣状皮肤结核是曾受结核分枝杆菌感染或致敏的人由人型或牛型

结核分枝杆菌再次感染引起的皮肤疣状损害。此病是结核分枝杆菌直接感染暴露在外界的皮肤上引起，好发于成年男性手指、指背、足、小腿等暴露部位。初起是紫红色的丘疹，以后发展成小结节，逐渐长成黄豆、蚕豆大小或更大，表面角质增厚粗糙不平，底部的四周呈紫红色，可以单发或多发，似大的寻常疣，也似疣状痣，但是结节状而不是条状。皮损中心疣状增殖逐渐变平脱落可遗留萎缩性网状瘢痕。

76. 丘疹性坏死性结核疹与阴茎结核疹是一种病吗？

丘疹性坏死性结核疹好发于四肢的伸侧及臀部，呈对称性分布。初起是紫红色的丘疹或结节，压之疼痛，以后中心出现坏死，表现为丘疹的顶端有一黑痂，发生在阴茎部的丘疹性坏死性结核疹称为阴茎结核疹。病理上主要是坏死性血管炎的变化，但是纤维蛋白样变性不如皮肤变应性血管炎明显。

77. 硬红斑是皮肤结核还是血管炎？

硬红斑最初被认为是一种硬结性皮肤结核，确切地说是结核疹，由于抗结核治疗无效，人们又在寻找其病因，目前认为硬红斑有两种，一种是 Bazin 硬红斑，是皮肤结核，好发于青年妇女，结核菌素试验强阳性，多对称发生于小腿下部屈侧；另一种是 Whitfied 硬红斑，是血管炎，好发于中年妇女，皮损不破溃。所以后者与结节性红斑是一回事，按血管炎治疗有效。硬红斑的临床表现是发生在双侧小腿后数个皮下结节，花生米大小，正常皮肤色，结节逐渐长大，并且相互融合成大的硬块，呈暗红色或紫蓝色，红枣或核桃大小，压之疼痛，可以破溃引起溃疡，常引起踝部皮肤水肿。愈后遗留萎缩性瘢痕及色素沉着。

78. 什么是颜面播散性粟粒性狼疮?

过去认为此病是一种血源性皮肤结核疹,其理由是组织病理为结核样结节,但是目前否认是结核,抗结核治疗无效。表现为面部粟粒到绿豆大小的丘疹或结节,慢性病程,可自发消退。愈后遗留与结节同等大小的萎缩性瘢痕。好发于成人颜面部。红褐色,质软,表面光滑或呈半透明状,中央可有坏死。玻片压疹呈特征性"苹果酱色"。皮疹常对称分布于面部尤其面中部,且常在下眼睑下方呈堤状排列,偶可泛发。组织病理学上表现为真皮内结核样结节,中心可见干酪样坏死,外周有较多淋巴细胞浸润。

79. 什么是花斑癣?

花斑癣是拉色菌属真菌所致轻微的常反复发作性角质层感染性疾病,又称花斑糠疹、汗斑。其致病菌是一种正常人皮肤上常见的腐物寄生菌。该菌主要寄生在人的头部和躯干部。并非带菌者就发病,仅在营养状况不良、糖尿病、妊娠时发病,尤其是出汗过多的人易发病,所以是条件致病菌。初起是暗红色斑,为雨滴状,表面有细小的易刮除的鳞屑,数周后转为褐色斑、圆形、指甲大小,此时查真菌多为阳性,微痒,好发于胸、背部,治疗后变为灰白色的斑,表面皮屑不多,此时查真菌多为阴性。病程呈慢性过程,一般冬天消退,夏天又发。治疗可外涂酮康唑等唑类霜剂、凝胶、溶液剂,环吡酮胺和阿莫罗芬作为广谱抗真菌药外用也有效。该病常难彻底治愈,局部外用药需间歇重复应用以保证清除感染。

80. 为什么男性肥胖者容易发生股癣？

　　医学上的股部也就是俗称的大腿根部，股癣是真菌传染到股部生长引起的。大腿粗胖，加上阴囊在夏季松弛散热，所以股部湿热，不通气，尤其是长时间坐着的人，如司机、学生、办公室人员等患病的机会更多。初起是股部一片红斑、边缘清楚，而最初引起重视的常是瘙痒，如误外用激素如肤轻松、皮炎平等，红斑迅速向外扩大，呈紫红色，边缘隆起呈环状，真菌镜检阳性。阴茎阴囊很少受累。冬季可以自行消退，消退后局部是褐色斑，没有鳞屑，此时查不到真菌。夏季易复发。

　　治疗股癣以局部外用抗真菌药物为主。但腹股沟皮肤薄嫩，应使用刺激小的温和的外用抗真菌制剂，剂型以乳膏或凝胶为宜，如硝酸咪康唑乳膏等。局部应保持清洁干燥，疗程一般为 2 周。

81. 体癣是铜钱癣吗？

　　因为体癣呈圆环形，境界非常清楚似古代的铜钱，故也称为铜钱癣，好发于面部、胸部、腹部、臂部及腿部。表现很像一根红色细绳围成的环，环上有许多丘疹、水疱，环内是褐色斑，有少许鳞屑，很痒，查真菌阳性，单侧分布。治疗本病以局部外用药物为主。各种抗真菌药物均可，只是面部要注意选择剂型温和的药物（乳膏、凝胶等）。皮损消退后应继续外用 1~2 周，以防复发。皮损广泛者可口服伊曲康唑、特比萘芬。若有肉芽肿形成，可延长治疗至 4~6 周甚或更长。

82. 灰指（趾）甲是怎样引起的？

　　灰指（趾）甲在医学上称为甲癣，是真菌感染引起的。皮肤癣菌患者约30%伴有甲真菌病，手足癣患者约50%伴有甲真菌病。甲也是皮肤的角质层，真菌常寄生在角质层，以角质层的角蛋白为其营养物质。初起时可以在甲的任何部位，黄白色、浑浊的斑片，一片或几片，几年之后斑片增厚，甲变厚，严重的呈棕色、黑色，甲与甲床分离形成空隙，造成甲板部分或全部脱落。常最先传染手指或足趾的第一个甲，以后可以传染到其他甲。服激素的患者甲癣很重。由于甲板坚硬，药物难以渗透，而且甲生长缓慢，坚持用药是治疗的关键。可用特比奈芬、伊曲康唑等抗真菌药物进行治疗。对高度角化增厚、皮肤癣菌球形成、明显甲板分离等可导致治疗失败的复杂情况，可先采用外科修甲甚至拔甲或化学除甲等方法，然后再常规药物治疗。

83. 如何预防灰指（趾）甲复发？

　　灰指（趾）甲治愈后要积极预防，否则容易复发。要保持足部通风干燥。切忌用修剪病甲的工具再修剪健甲。避免甲受外伤。对有复发倾向者建议每月涂2次抗真菌性甲涂剂。

84. 常见的深部真菌病有哪几种？

　　深部真菌病是指真菌感染的不是角质层而是真皮及皮下组织。这类少见病中常见的有着色真菌病与孢子丝菌病。当然这类病偶可引起内脏的疾病，但是比系统性真菌病内脏损害少得多。

85. 哪些人容易患孢子丝菌病？

孢子丝菌病是由申克孢子丝菌引起的皮肤、皮下组织及其附近淋巴组织系统的慢性感染性疾病，此病是深部真菌病常见的一型。申克孢子丝菌寄生在木材和植物中，常由皮肤擦伤处侵入皮肤。好发于农民、园林工人、矿工等，在我国北方较多见。主要见于暴露部位，分为皮肤淋巴管型、固定型、皮肤播散型及皮肤外型。皮肤淋巴管型表现在前臂的伸面或面颧部，几个紫红色球状的结节呈串状分布，不疼、不痒。固定型常见于面部、臂部及臀部，紫红色或皮肤色的疣状结节，无症状。陈旧皮损可自行愈合，留有瘢痕，新皮损不断出现，病程慢性，可持续数年。首选口服碘化钾治疗。小剂量开始，逐渐加量，皮损消退后继续服药 1 个月，以防复发。也可碘化钾和伊曲康唑或特比萘芬联合使用，可提高疗效、缩短病程。

86. 什么是小腿着色真菌病？

此病是由着色真菌引起皮肤深部组织的慢性传染性病，病程常达10 余年。临床表现见于小腿前面外伤处，此外伤多不被人注意，如农民在田地里劳动被农作物擦破等，开始是红色的丘疹、结节，结节的表面可以角化似刺瘊子外观，也可以有脓疱。以后病损扩大形成隆起，表面粗糙而增厚的硬块，呈暗红色，单侧分布。其中疣状增殖和结痂性皮损具有特征性。组织病理可见棕色的厚壁孢子，呈圆形，此为致病菌。治疗效果不好，可以考虑手术及激光治疗，术前口服伊曲康唑 1 周防止手术导致局部播散。

87. 什么是念珠菌病？

念珠菌病是念珠菌引起的皮肤、黏膜、胃肠、支气管、肺、泌尿系统等感染的疾病，是机会感染性疾病。念珠菌是人体胃肠道、口腔黏膜、女性阴道内的正常菌群，在身体发生变化的情况下，这些菌群会大量繁殖，引起疾病，如不合理使用抗生素，长期大量使用糖皮质激素、免疫抑制剂等可以引起肠胃炎、溃疡、肺念珠菌性肺炎、念珠菌性泌尿系统炎症和念珠菌性阴道炎，这些是在使用药物之后引起的，另外身体抵抗力低下的人如患系统性红斑狼疮、妊娠、局部皮肤擦伤，手经常浸泡在水里也可以引起局部念珠菌性皮肤病。皮肤科常见的念珠菌相关疾病包括黏膜皮肤念珠菌病（如口咽念珠菌病或鹅口疮，食管炎和阴道炎）、念珠菌性甲沟炎、念珠菌性阴道炎、念珠菌性龟头炎等。

88. 念珠菌性甲沟炎、甲癣有何特证？

念珠菌性甲沟炎临床表现为甲沟红肿，因甲床受累可致甲生长不良。常见于有咬手指癖的儿童。甲表面有沟纹，但不影响原有光泽。常接触水的工人，如从事捕鱼、洗鱼、理发、食堂等工作，长时间处于浸渍的条件下，很容易造成甲沟的念珠菌感染。甲沟的念珠菌可以感染指甲引起甲癣，指甲变硬，变厚，呈棕色。念珠菌性甲沟炎患者可以同时患有甲真菌病。治疗可用抗真菌的内服及外用药物。

89. 易引起念珠菌性阴道炎的因素有哪些？

抗生素不合理的使用、糖尿病、妊娠、口服避孕药，以及与有念珠菌性龟头炎的男性性交、绝经后使用较大剂量雌激素等均可引起念珠菌性阴道炎。临床表现是阴道黏膜上有乳白色薄膜附着及有黄色或白色凝乳状渗出物，分泌物可刺激黏膜引起红肿糜烂，并有白带过多与瘙痒。治疗用抗真菌内用、外用药物。本病易反复，需要夫妻同治。

90. 什么是念珠菌性龟头炎和包皮炎？

念珠菌性龟头炎和包皮炎合称为念珠菌性包皮龟头炎。此病容易发生在老年人、卫生情况不好的人、糖尿病、不合理应用抗生素及与念珠菌性阴道炎患者性交等人群，与性功能障碍、男性不育没有直接关系。临床表现多无自觉症状，阴茎包皮龟头呈轻度潮红，干燥而光滑，其包皮内，冠状沟处有乳白色乳酪样斑片。治疗上先用清水清洗，然后外用抗真菌的药物，容易治愈。包皮过长或包茎者，待炎症控制后进行包皮环切术。

91. 什么是念珠菌性间擦皮炎？

念珠菌性间擦皮炎又称擦烂红斑，多发于腋窝、乳房下、腹股沟、指缝间及肛门会阴等皮肤皱褶处，皮损特点为边界清楚的红斑、表面糜烂，外周散在米粒大丘疹，其上覆细屑。此病比较多见于夏季经常接触水的人，表现是皮肤角质层脱掉，暴露出红色皮肤，重者起水疱。外用抗真菌药物或龙胆紫治疗。

92. 麻风如何分型？

麻风是由麻风分枝杆菌感染所致的慢性传染病。根据麻风的临床、免疫、细菌和组织病理学改变，麻风可按五级分类法分类。该方法是以光谱概念来分类，称作光谱免疫分类法。即在免疫力最强的结核样型（TT）麻风和免疫力最弱的瘤型（LL）麻风之间，存在着很多免疫力强弱不同和免疫稳定性不同的中间（界线）类麻风，包括界线类偏结核样麻风（BT）、中间界线类（BB）和界线类偏瘤型（BL）麻风。此外尚有未定类麻风（I），因其组织病理变化呈非特异性炎症浸润，尚未形成特殊的肉芽肿，无 TT 和 LL 麻风的特点，故称未定类。

93. 麻风是如何传染的？

麻风有传染性。麻风分枝杆菌可以由患者呼吸道分泌物或唾液传播，以及通过生活密切接触传播。它的传染性取决于我们对麻风的分型，这个分型是依据患者对麻风分枝杆菌的抵抗能力而定。结核型的麻风患者的抵抗能力最强，所以这型麻风患者身上查不到麻风分枝杆菌，没有传染性。瘤型患者对麻风分枝杆菌的抵抗力弱，身上能查到大量的麻风分枝杆菌，所以传染性极强。其他型的有传染性，越靠近瘤型一侧的传染性越大，麻风分枝杆菌主要存在于患者的皮肤与黏膜上，通过鼻黏膜及喉黏膜把菌排出体外，经其他人有破损的皮肤而传染。如果人的皮肤没有破损，麻风分枝杆菌不能传染上。

94. 麻风病有哪些皮肤表现？

麻风病潜伏期一般为 2~5 年。麻风的临床病程易变，从无症状的感染到严重的残疾。感染后可逐渐出现皮损，亦可自愈，其皮肤损害几乎包含所有皮肤病的损害（红斑、丘疹、水疱、糜烂、结痂、苔藓化）。皮损浸润、感觉丧失是麻风典型特点，温觉、痛觉和/或触觉均可丧失。

95. 哪些病属于性病？

性传播疾病，简称性病，是指致病微生物通过性行为接触而传播的传染性疾病。经典性病指梅毒、淋病、软下疳、性病性淋巴肉芽肿4种。20世纪70年代后，国际上把凡是主要通过性行为或类似性行为引起的疾病统称为"性传播疾病"，性病病种从原来的4个扩大到20多个，增加了生殖道沙眼衣原体感染、生殖器疱疹、尖锐湿疣、获得性免疫缺陷综合征（艾滋病）、生殖器念珠菌病、阴道毛滴虫病、细菌性阴道病、阴虱病、乙型肝炎等。中国规定的法定与监测性病有：梅毒、淋病、生殖道沙眼衣原体感染、尖锐湿疣、生殖器疱疹、艾滋病。

96. 梅毒划分为几期？

梅毒划分为三期，其划分是根据患病的时间来确定的。

一期梅毒也称硬下疳或初疮，常出现在与梅毒的患者性交后2~4周。在性接触的部位如生殖器、口唇、肛门出现一个浸润性的红色结节，触之较硬，表面可有糜烂，无疼痛，单个发生，所以称这个硬的结节为硬下疳，又由于是病初期的表现，所以也称初疮。硬下疳出现后的1~2周，同侧淋巴结肿大，此时致病菌梅毒螺旋体在初疮上大量存在，还没有入血液，所以此时化验血清梅毒螺旋体试验是阴性结果。大约在性接触之后的4周，血液中开始出现梅毒螺旋体，此时化验呈阳性，称为二期梅毒。一般在硬下疳消退后相隔一段无症状期再发生。梅毒进入二期时，梅毒血清学试验几乎100%阳性。二期梅毒的皮肤表现是在胸、腹、背、四肢、手掌、足底出现暗红色，直径1~3cm，表面脱屑、不痒的斑疹，似玫瑰糠疹，若出现在掌跖部是本期的特征，具有很高的诊断价值。二期梅毒导致头发脱落（如虫蚀样）。二期梅毒疹发生在肛门或女性的外阴是灰白色的扁平疣状物，称之扁平湿疣。一期与二期合称早期梅毒，发病2年之后进入三期梅毒，也称晚期梅毒，此期有树胶样肿，心脏和神经系统的损害。

97. 梅毒是由什么引起的？梅毒如何分类？

梅毒是由梅毒螺旋体引起的。梅毒螺旋体为一种小而纤细的螺旋状微生物，形似细密的弹簧，螺旋弯曲规则，长6~20μm，直径为0.10~0.18μm，一般有8~14个规则的密螺旋。因其透明而不易被染色（又称苍白螺旋体），在普通显微镜下不易发现，只有在暗视野显微镜下才能观察到。

人是梅毒的唯一宿主。梅毒可分为后天获得性梅毒和胎传梅毒（先天性梅毒）。获得性梅毒又分为早期和晚期梅毒。早期梅毒指感染梅毒螺旋体在2年内，包括一期、二期和早期隐性梅毒，一、二期梅毒也可重叠出现。晚期梅毒的病程在2年以上，包括三期梅毒、心血管梅毒、晚期隐性梅毒等。神经梅毒在梅毒早晚期均可发生。胎传梅毒又分为早期（出生后2年内发病）和晚期（出生2年后发病）。

98. 如何诊断梅毒？

梅毒一般需要根据病史、临床症状、体格检查及实验室检查等进行综合分析作出诊断。①病史和症状：注意非婚性接触史和配偶及性伴感染史，对胎传梅毒应了解生母的梅毒病史。②体格检查：全面检查，注意皮肤、黏膜、骨骼、口腔、外阴、肛门及浅表淋巴结等部位，必要时进行神经、心血管及其他系统检查，以及妇科检查。③辅助检查：暗视野显微镜检查见梅毒螺旋体是确诊依据之一。其他可选择非梅毒螺旋体抗原血清学试验和梅毒螺旋体抗原血清学试验，必要时可行脑脊液检查或组织病理检查。

99. 妊娠期梅毒对胎儿有何影响？

妊娠期梅毒患者可以通过胎盘把梅毒传染给胎儿，发生于妊娠4个月胎盘形成后，称为胎传梅毒。对胎儿的影响主要是影响胎儿发育。可有胎盘血管炎症、栓塞及组织坏死，胎儿营养障碍而发生流产、早产和死产，活产胎儿常营养不良、体质弱或弱智。分述如下。①流产：常发生于妊娠2~4个月，流产易使孕妇大出血。②早产：妊娠期梅毒早产的胎儿95%为死婴。活的早产婴儿65%以上感染梅毒。③足月分娩：妊娠期梅毒足月分娩的新生儿约45%为死婴，活婴中64.5%已感染梅毒，仅35.5%未感染。未感染的新生儿常体弱。这是由于胎盘供应营养不充分所致。通常婴儿身体非常瘦弱，不能活动肢体，甚至不易哺乳，常继发肺部感染而死亡。

 100. 梅毒的治疗原则是什么？

梅毒的治疗原则如下。

（1）及早发现，及时治疗，预防并发症。早期梅毒经充分足量治疗，约90%患者可达到治愈，越早治疗效果越好。

（2）剂量足够，疗程规则。如果发现青霉素皮试阳性的患者，可以使用头孢曲松，四环素类或者红霉素类药物进行治疗。不规则治疗可增多复发及促使晚期损害提前发生。

（3）治疗后要经过足够时间的追踪观察。

（4）对所有性伴应同时进行检查和治疗。

 101. 治疗梅毒如何用药？

治疗各期梅毒首选青霉素类抗生素（如普鲁卡因青霉素、苄星青霉素等），根据分期和临床表现决定剂型、剂量和疗程。对青霉素过敏者可用头孢曲松、四环素类或大环内酯类抗生素（如多西环素、四环素、红霉素等）。心血管梅毒和神经梅毒患者应住院治疗，并在专科医生的监控下治疗。若有心力衰竭，首先进行心力衰竭治疗。妊娠期梅毒患者应根据孕妇梅毒的分期采用相应的治疗方案，妊娠初3个月及妊娠末3个月各进行一个疗程的治疗。

102. 怎样判断梅毒患者是否治愈？

梅毒很容易复发，根治不易。治愈标准有临床治愈及血清治愈。即使经规则治疗，仍需要至少3年的随访才能判定治愈，具体如下。

（1）早期梅毒治后随访2~3年，治疗后第1年，每3个月复查1次，包括临床和血清检查。以后每半年复查1次，第3年末最后复查1次。血清复查包括快速血浆反应素试验（RPR）、不加热血清反应素试验（USR）或性病研究实验室试验（VDRL试验），如效价逐渐下降、阴转、其他一切正常，则可判愈停止观察。

（2）晚期梅毒若治后12个月血清仍不转阴者，为血清固定。血清固定后即使再无限制治疗也不能使血清转阴，应在详细检查除外神经、心血管与其他内脏梅毒后，随访3年停止观察。

（3）妊娠期梅毒分娩前应每月检查1次梅毒血清反应，如3个月内血清反应效价不下降2个稀释度，或上升2个稀释度，应予复治。分娩后按一般梅毒病例随访。对于梅毒孕妇分娩出的婴儿，应在出生后第1、第2、第3、第6、第12个月进行随访。

（4）神经梅毒治后3个月做1次临床、血清学及脑脊液检查，以后每6个月检查1次，直至脑脊液转为正常。神经梅毒和心血管梅毒最好由专科医师随访终身。

103. 淋病是怎样传染的?

淋病是由淋病奈瑟菌（简称淋球菌）引起的性传播疾病。人类是淋球菌的唯一天然宿主。淋病是通过性交直接传染，主要侵犯黏膜，尤其是黏膜的柱状细胞，主要见于男性的尿道，女性的尿道、宫颈及尿道旁腺。极少数人由于浴盆等传染。可以通过污染淋球菌的手巾、浴巾传染给儿童，引起儿童结膜炎、女孩外阴红肿。妊娠期的女性也可以传染给胎儿。淋球菌可以附着在精子上通过性兴奋的子宫收缩造成负压而吸入宫腔感染。淋病的潜伏期为 1~10 天（平均 3~5 天），最常见到的男性为 1~3 天，女性尿道感染的为 2~3 天，阴道感染的在 1 周左右。

104. 急性淋病的临床表现有哪些?

男性急性淋病典型症状开始为尿道口红肿，轻微痒痛，有稀薄黏液流出，24 小时后症状加重，排出黏稠的黄白色脓液，并出现尿痛、排尿困难等尿道刺激征。排尿初始尿痛明显。可有腹股沟淋巴结肿痛，严重者尿道黏膜外翻，夜间常有阴茎痛性勃起。未治疗的患者，症状可于数天后自然消退，转为慢性从而成为重要传染源。

女性急性淋病的表现包括淋球菌性子宫颈内膜炎，尿道炎、前庭大腺或尿道旁腺炎，肛门直肠炎。常见的是阴道和子宫颈的炎症。表现为阴道分泌物增多，呈现脓性、血性及宫颈口糜烂。有尿道炎时出现尿痛、尿频，有尿道旁腺炎症时可见尿道口旁有一红肿，有脓性物溢出。尿道口上方红肿，溢脓是前庭大腺炎。

幼女由于上皮发育不完全，阴道内缺乏保护性乳酸杆菌，易受淋球菌侵犯，急性淋病外阴部明显红肿，有脓性分泌物，可引起尿痛、局部刺激症状。

105. 慢性淋病的临床表现有哪些?

如果患者急性淋病未经治疗或治疗不当则转为慢性淋病,从而成为重要传染源。男性急性淋病的炎症在前尿道,即尿道的前 1/2 处,慢性淋病的炎症在后尿道,甚至前列腺。少数患者合并前列腺炎、精囊炎、附睾炎、尿道狭窄及不育,常感到尿道灼热、痒痛、下腹痛,女性则为盆腔炎、输卵管炎、下腹疼痛。

106. 如何诊断淋病?

淋病的诊断有三点:①与淋病患者有性交史,与淋病患者有共用物品史。②有临床症状,小便时尿道疼痛,尿道口或女性外阴部红肿,有脓性分泌物。③淋球菌镜检或培养阳性。

107. 淋病如何治疗?

淋病急性期容易治疗,慢性期不容易治疗,因此只有早期彻底治疗,才能防止转变为慢性淋病。淋病的治疗原则:①及时、足量、规则用药。②根据不同病情采用相应抗生素,如头孢曲松、大观霉素等。③性伴应同时进行检查和接受治疗。并告知患者及其性伴侣在完成治疗前禁止性行为。④治疗后应进行随访跟踪治疗效果。⑤注意多重病原体感染,一般应同时用抗沙眼衣原体药物。⑥年龄小于 8 岁者禁用四环素类药物,因为该类药物可影响儿童骨骼生长,对牙齿生长也会造成损害。

淋病的治疗一定要在正规的医院进行,就诊科室包括皮肤科、泌尿科及妇科。不要轻信一些不法医疗广告,以免耽误治疗。提倡洁身自爱,根除性混乱现象。

108. 淋病的治愈标准是什么？

治疗结束后 2 周内，在无性接触史情况下，符合以下两个方面，可认为治愈：一方面，临床症状消失，无脓性分泌物；另一方面，治疗后第 1 周和第 2 周分别做一次淋球菌培养，两次结果均为阴性。对女性患者要 3 个月后再培养 1 次，如阴性为治愈。

109. 非淋球菌性尿道炎属于性病吗？

各种致病微生物引起尿道的炎症称尿道炎，不同的病菌引起的尿道炎称之为不同病菌的尿道炎，例如，淋球菌引起的尿道炎称淋球菌性尿道炎。相对而言，其他致病微生物引起的尿道炎则称为非淋球菌性尿道炎，英文缩写为 NGU，这些微生物包括常见的有沙眼衣原体、解脲支原体，另外还有真菌、滴虫、疱疹病毒等。潜伏期 1～3 周，临床上以 10 天左右多见。症状不如淋病明显，有尿道痒，轻微的疼痛，尿道口有少量的稀薄的淡黄色不透明的分泌物，干燥后为一薄的黄痂，尤其是晨起时明显，尿道口周围有直径约 0.5cm 以内的红斑。初次发病有上述症状，反复发作者症状不明显，有相当一部分患者可无任何症状。常见的并发症是急性附睾炎，女性则是前庭大腺炎、阴道炎、宫颈炎、盆腔炎。治疗常用四环素、强力霉素及红霉素等，但已出现一定耐药现象，疗程一般 2～3 周。新一代合成抗菌药喹诺酮类，不但对衣原体、支原体有效，对淋球菌也高度敏感。

110. 非淋球菌性尿道炎可产生哪些并发症？

男性非淋球菌性尿道炎（NGU）的并发症如下。①附睾炎：是男性 NGU 的主要并发症，主要表现为附睾肿大。②前列腺炎：可有后尿道、会阴和肛门部位的坠胀和钝痛感。③莱特尔综合征：关节炎、结膜炎、尿道炎三联征。④其他：眼葡萄膜炎、强直性脊柱炎等。

　　女性 NGU 的并发症主要为盆腔炎，包括急性输卵管炎。女性 NGU 可有寒战、高热和下腹疼痛，可伴有恶心、呕吐、腹胀、腹泻、尿频和尿急等症状，有时骶部酸痛，并向臀股部放射。女性 NGU 的并发症还有子宫内膜炎、非淋球菌性前庭大腺炎、非淋球菌性直肠炎、莱特尔综合征和不孕症等，女性的非淋球菌生殖道感染常导致不孕、异位妊娠、自然流产、早产、死胎、新生儿感染和死亡率增加。

111. 如何判断非淋球菌性尿道炎已治愈？

　　非淋球菌性尿道炎的治愈标准有两个方面：一方面是临床症状消失，包括无尿道的疼痛、痒，无分泌物；另一方面是衣原体、支原体及尿常规检查正常。

112. 尖锐湿疣的病因是什么？

　　尖锐湿疣是由 HPV 感染肛门生殖器部位皮肤或黏膜引起的上皮增生性疾病，又称生殖器疣、性病疣，是常见的性传播疾病。人类是 HPV 的唯一宿主，HPV 有 100 多种亚型，其中 HPV-6、HPV-11、HPV-16、HPV-18 型最为常见，HPV-6、HPV-11 为低危型，HPV-16、HPV-18 为高危型。

113. 尖锐湿疣是如何传染的？

　　尖锐湿疣是 HPV 感染所致，HPV 主要通过性接触传播，也可间接接触感染。

　　间接传染常见于对该病毒免疫力低的人，如使用糖皮质激素，服用避孕药物，有真菌或滴虫性阴道炎、宫颈糜烂、外阴湿疹、阴囊湿疹、瘙痒症、肛瘘、疲劳、卫生条件不好、老年人、儿童等人群。另外，妊娠期易患病可能与雌激素水平的增加有关。

114. 尖锐湿疣潜伏期有多长？有哪些临床表现？

此病的潜伏期为 1~8 个月，平均 3 个月。也就是说与患者性接触之后的 1~8 个月的时间，在接触处才会出现我们眼睛所见的丘疹。此丘疹常发生在皮肤皱折处，如肛门，男性的阴茎包皮内面、冠状沟、包皮系带旁，女性的大小阴唇、阴道口、尿道口等。初起为红色，也有灰色或褐色的丘疹，逐渐增大、增多，米粒、黄豆、花生米大小，长在包皮内面，多发的疣相互融合成灰色浸润性的硬块，使龟头不能暴露出来，致使局部分泌物增多，加快了疣的生长。肛门处的尖锐湿疣，尤其是有痔疮、肛瘘、肥胖的人肛门处不通风，分泌物多，局部又湿又热，易产生尖锐湿疣。尖锐湿疣临床常见损害有丘疹、乳头样或菜花样赘生物，灰色，易出血，少部分的尖锐湿疣痒。女阴尖锐湿疣 20% 侵犯阴道，6% 侵犯宫颈，侵犯阴道的多是苔藓样斑块，呈灰色，较周围肥厚，如果用止血钳逆苔藓倒伏的方向推动，可见其苔藓样斑块的表面呈指状。阴道的尖锐湿疣还可以是密集成一片的灰色的丘疹。宫颈部的尖锐湿疣呈灰色扁平隆起，似麦粒样，宫颈后部的后穹隆处的尖锐湿疣为灰色、红枣大小的硬结节。直肠的尖锐湿疣呈手指状，似一粒中药如枸杞子。尿道的尖锐湿疣呈扁平状贴在尿道壁上。部分的尖锐湿疣长在大腿内侧、阴囊及会阴部，多呈乳头状、结节状。

115. 尖锐湿疣与肿瘤有什么关系？

HPV 目前已分离出 100 多个亚型，不同类型的 HPV 感染后可导致不同的临床表现。当感染 HPV-5、HPV-6 型时，可引起皮肤增生不良性疣状病变如寻常疣等；引起下生殖道病变的 HPV 有 6、11、16、18、30、31、33～35、39、40、42～45、51～58 等 24 个亚型。其中 HPV-6、HPV-11 为低危型，主要见于尖锐湿疣，一般不引起非典型增生等改变；HPV-16、HPV-18 为高危型，常见于湿疣癌变，宫颈 CIN 和宫颈癌中，占宫颈癌变病因的 70%～100%；HPV-31、HPV-33、HPV-35 等型在重度 CIN 和少数宫颈癌中亦可查见，但并非全都如此，HPV-16、HPV-18 型在良性病变和正常宫颈组织中也可查到。HPV-11 型是引起咽喉部癌变的主要亚型，但也存在于个别宫颈癌中。

116. 物理疗法治疗尖锐湿疣有哪些方法？

物理疗法是治疗尖锐湿疣的常用疗法，常见的方法如下。

（1）二氧化碳激光。治疗原理是利用热效应，使病变组织高温气化而被破坏，达到去除病灶的目的。

（2）冷冻治疗。一般使用液氮，有时用固态二氧化碳，产生深低温使病变组织坏死。适用于疣体不太大或病灶不太广泛的患者。

（3）电灼治疗。在疣体基底处烧灼凝固，烧灼范围应大于疣体基底 1～2mm。适用于疣体不太大者。

（4）微波治疗。用高频电磁波通过热辐射探头接触病变组织，短时间内达到高温使组织凝固。尤适用于体积较大的疣，操作中无烟雾和异味。

（5）δ-氨基酮戊酸光动力疗法。先使用 10% 或 20% δ-氨基酮戊酸溶液湿敷疣体组织，3～6 小时后用 630nm 左右的红外线照射发生光动力学反应，利用组织中产生的活性氧的细胞毒性作用导致疣体细胞受损甚至死亡。此方法具有高度的组织选择性，对正常组织损伤很小，副作用轻微，适用于皮损范围广泛、反复发作的情况，尤适用于男性尿道口的尖锐湿疣。也可与其他物理治疗联合使用。

117. 什么是假性湿疣？

发生在 20~30 岁的女性小阴唇内侧和阴道前庭处对称密集分布的似鱼籽状淡红色均匀的丘疹，偶有瘙痒，无症状的是假性湿疣，也称女阴假性湿疣。不是性病，目前不能证实是否有病毒的存在，醋酸白试验阴性，亦无传染性，可以采用冷冻治疗。

118. 什么是鲍温样丘疹病？

鲍温样丘疹病是 HPV 感染所致生殖器部位的多发性斑丘疹，常为 HPV-16 型引起。本病可发生于各年龄组，但以中青年多见，男女发病率无明显差别。皮疹好发于外阴、肛周及腹股沟部位的皮肤黏膜，女性以大、小阴唇，男性以阴茎、龟头部位多见。皮疹呈大小不等的肉色或暗红色斑丘疹，直径 2~10mm，单个孤立或多个融合成斑块，边界清楚，表面光滑或轻度角化，粗糙。无明显自觉症状，少数患者有瘙痒或灼热感。病程缓慢，部分皮损可自行消退，但易复发。

119. 尖锐湿疣的 HPV 一定传染给性伴侣吗？

患尖锐湿疣应该说要有一定的条件，这个条件就是身体对 HPV 的免疫力降低，长期大量饮酒，另外生殖器局部有过敏性或感染性的皮肤病。有的人长期与尖锐湿疣的患者性交却不患病。这里要强调的是，尖锐湿疣是性传播疾病，与这类患者接触，特别是发生性行为，其感染的机会大大增加，因此避免不安全的性接触是预防本病最重要手段。

120. 妊娠期会促进尖锐湿疣的增长吗？

妊娠期间感染 HPV 之后，HPV 增殖的速度比平时要快得多。平均潜伏期不足 3 个月，通常 1~2 个月就可以长得很大，这可能与妊娠期外阴部血液供应充分、雌激素增多有关。

121. 什么是外阴炎？

外阴部的皮肤黏膜经常受到月经的血液、阴道分泌物、尿液的刺激及粪便的污染，很容易发炎，这种炎症分为感染性与非感染性两类。感染性的炎症主要是由细菌、真菌、病毒、寄生虫等引起；非感染性的炎症见于使用药物包括置入阴道的栓剂、避孕药物、避孕工具及系统性用药引起的固定性药疹等变态反应，性交时的机械性摩擦及糖尿病等。其主要表现是外阴瘙痒，疼痛或烧灼感，炎症常位于小阴唇内侧、阴道口、尿道口的周围，表现为红肿、渗出、分泌物增多。要找出原因，有针对性的治疗。如果找不出原因可以保持局部干燥，禁止性生活，用洁净温水冲洗或坐浴，外涂抗生素软膏。

122. 什么是阴道毛滴虫病？如何治疗？

阴道毛滴虫病是由阴道毛滴虫感染所致的泌尿生殖道炎症性疾病。滴虫可以通过性交传染，也可以通过浴具、器械及敷料等间接传染。临床表现是外阴瘙痒、灼热感或性交痛。阴道的分泌物呈稀薄的泡沫状。该病发病率高，可引起胎膜早破、早产、低出生体重儿等妊娠不良结局，增加人类免疫缺陷病毒（HIV）感染的危险性。

局部治疗：酸性阴道环境可以抑制毛滴虫的繁殖。可用 0.5% 乳酸溶液或 1 : 5 000 高锰酸钾溶液冲洗阴道，每天 1 次。同时任选一种抗滴虫药物如滴维净 1 片，卡巴肿 0.4g 塞入阴道后穹隆，每晚 1 次，7～10 次为 1 个疗程。仅局部用药常不能彻底消灭毛滴虫，停药后容易复发。全身治疗推荐药物有甲硝唑或替硝唑，用药期间不可饮酒，否则可发生双硫仑反应。妊娠前 3 个月不宜使甲硝唑或替硝唑。治疗期间应避免性交，勤换洗内裤，保持外阴清洁，性伴同时诊治。

123. 真菌性阴道炎的致病菌是什么？如何治疗？

真菌性阴道炎是白念珠菌所致，该菌平时寄生于阴道内，在免疫力低下时易发生感染。阴道内糖原增多，酸度增加，最适于念珠菌繁殖而引起炎症，所以多发于孕妇、糖尿病患者或接受大剂量雌激素治疗的患者。长期应用抗生素，改变了阴道内微生物相互间的抑制关系，也容易使念珠菌繁殖。约 75% 的妇女一生中至少患过一次真菌性阴道炎，还有 40%～45% 的妇女经历过两次或以上的发作。

念珠菌可以通过性交传染，也可以通过浴巾、浴盆等间接传染。对个体来说存在于口腔、肠道、阴道的念珠菌也可以相互传染。临床表现是外阴瘙痒或烧灼感，可伴有排尿痛、性交痛、白带增多且呈凝乳块或豆渣样。小阴唇内侧及阴道黏膜附着白色膜状物，擦净后见有黏膜红肿或糜烂。取阴道分泌物在高倍镜下找芽孢和假菌丝（念珠菌菌丝），也可以用涂片染色法或培养法查念珠菌。

治疗首先是针对病因，如治疗糖尿病、停用广谱抗生素及雌激素等。内裤及洗涤用具要经常用开水烫。可用 2%～4% 碳酸氢钠溶液冲洗阴道，10 天为 1 个疗程，也可用其他抗真菌的阴道栓剂。为了阻止阴道内与肛肠的念球菌相互感染也可以服用抗真菌药物 1 周。

124. 什么是性病淋巴肉芽肿？

性病淋巴肉芽肿（LGV）是由 L1、L2、L3 血清型沙眼衣原体感染所致的性传播疾病。L 型（L1、L2、L3）沙眼衣原体是性病性淋巴肉芽肿的病原体，其中以 L2 型常见，主要侵犯淋巴组织。LGV 主要经性接触传播，包括阴道、肛门或口-生殖器性接触。L 型沙眼衣原体通过皮肤黏膜的细微破损进入表皮或穿过黏膜上皮，经淋巴管到达局部淋巴结，在单核巨噬细胞内繁殖，引起化脓性肉芽肿性淋巴结炎和淋巴结周围炎，化脓性淋巴结可融合形成卫星状脓肿。

125. 性病淋巴肉芽肿有什么临床表现？

性病淋巴肉芽肿临床表现分为三期。

（1）外生殖器溃疡期。性交感染后的 5~21 天，甚至 3 个月，发病部位：男性的冠状沟、包皮内侧、龟头或尿道口；女性的阴唇、阴道或宫颈，有针头大丘疹、脓疱，很快破溃形成溃疡。常为单个，有时 2~3 个，直径 1~4mm，圆形，边缘绕以红晕，无疼痛。约 10 天后自行消退，不留瘢痕。

（2）腹股沟横痃期。上一期发生之后的 1~4 周，腹股沟处酸痛，腹股沟淋巴结开始肿大，数个肿大的淋巴结融合成一个不规则梭形结节，似鸡蛋大或更大，表面呈紫红色和青色、高低不平，由于腹股沟韧带的作用，肿大的结节中心凹陷似弦，化脓穿孔后形成瘘管，排出脓性分泌物。多单侧分布，有时为双侧，后发的一侧淋巴结肿大轻，可以不化脓，称为顿挫性腹股沟淋巴肉芽肿横痃，女性很少发生。由于初疮（性交最初传染的地方的炎症）常发生在阴道后壁，向髂及肛门直肠淋巴结蔓延，引起髂、直肠周围的淋巴结炎和直肠炎，导致腹痛及腰背痛。

（3）第三期是外阴部象皮肿和直肠狭窄。发生于距第一期1~2年。男性的阴茎、阴囊及下肢出现水肿、粗厚。直肠壁增厚，肿块以及瘢痕收缩引起直肠狭窄、排便细。女性外阴肿胀似象皮样外观。

126. 性病淋巴肉芽肿如何治疗？

治疗原则宜尽早、足量、规则治疗，定期追踪观察，预防晚期并发症，同时治疗性伴。按需选用多西环素、米诺环素、四环素、红霉素、阿奇霉素。早期淋巴结肿大可采用0.1%依沙吖啶溶液局部热敷。溃疡可用高锰酸钾溶液或过氧化氢溶液冲洗，再用抗生素软膏。化脓淋巴结严禁切开引流，否则难以愈合，波动感较强的淋巴结在反复抽取脓液后，注入抗生素，抽吸时应从完好皮肤处进针以防形成腹股沟溃疡。若已破溃，应每日换药，保持引流通畅和创面清洁。直肠狭窄初期可做扩张术，严重直肠狭窄和象皮肿只能手术治疗。

127. 软下疳与硬下疳是一回事吗？

硬下疳是一期梅毒的表现，而软下疳则是另外一种性病，是截然不同的两种病。软下疳是通过性交将杜克雷嗜血杆菌传染给对方的生殖器部位，出现许多溃疡，常伴有腹股沟横痃。

临床表现是在性交后的1~5天，男性的包皮、龟头、冠状沟、系带两旁及女性的阴唇、阴道口等处针头大小的红丘疹、很快变成脓疱、溃疡。由于此菌可以自我接种，原溃疡周围又出现一些新的溃疡，在软下疳发生数月后，发生腹股沟淋巴结炎，一群肿大的淋巴结融合成一个鸡蛋大的红色、疼痛的肿块，与周围的组织、皮肤粘连，化脓为单腔性，穿孔只有一个瘘管，常为一侧淋巴结肿大，表面覆有恶臭的黄灰色渗出物。

128. 什么是艾滋病？

艾滋病的全称是获得性免疫缺陷综合征，英文缩写为 AIDS，根据 AIDS 的发音译成中文为艾滋病。该病是以 CD4$^+$T 淋巴细胞减少为特征的进行性免疫功能缺陷，通过性接触、血液和母婴传播。该病可造成人体免疫功能严重低下，从而引发各种感染和肿瘤。1981 年美国首次报告，中国于 1985 年发现首例病例。艾滋病呈全球流行，以撒哈拉以南非洲最严重。艾滋病目前还不能治愈，预防的关键在于避免高危性行为。

129. 什么是 HIV？HIV 是如何破坏人体免疫系统的？

人类免疫缺陷病毒（human immunodeficiency virus，HIV）是一种单链 RNA 病毒，属于逆转录病毒科慢病毒属，1983 年初次分离，1986 年命名为人类免疫缺陷病毒。可分为 HIV-1 和 HIV-2 两型，其中 HIV-1 型起源于中非，之后扩散到全球，而 HIV-2 型则分布局限，主要在西非。HIV-1 型是引起感染的主要毒株，致病性较强，一旦感染终身带毒，而且进展快、预后差；HIV-2 型感染的潜伏期较长，致病性也较低。

人体内存在着对抗各种致病微生物及肿瘤细胞繁殖的武器，这个武器就是人体的免疫系统。免疫系统又分为细胞免疫和体液免疫。细胞免疫中的细胞称为 T 细胞，而 HIV 就是感染了 T 细胞，破坏了 T 细胞的正常作用，使其不能发挥免疫作用而引起细胞免疫的缺陷。由于人体失去了细胞免疫这层防御微生物侵袭的"外衣"，进而引起了致病微生物的感染，常见的是肺孢子菌和人类第 8 型疱疹病毒（HHV-8），再由它们分别引起肺孢子菌肺炎和卡波西肉瘤，艾滋病的患者最终多死于这两种病。

130. 艾滋病有哪些临床表现？

感染 HIV 之后的 2 周到 3 个月，可以出现单核细胞增多症的表现，如乏力、发热、淋巴结肿大和全身皮肤有鲜红色的丘疹，似猩红热样疹。在上述的症状之后出现艾滋病早期的表现，进行性的全身性的淋巴结肿大，这是患者出现细胞免疫缺陷的首发症状，持续 3～5 年。以后出现口腔念珠菌感染，即鹅口疮，持续 1～2 年。最后进入典型的艾滋病期，出现肺炎、脑炎、腹泻、发热、体重减轻和卡波西肉瘤。卡波西肉瘤主要发生在颈部、臂部及躯干部的皮肤上，早期是红色、蓝色的斑疹、丘疹，以后增大形成结节。

131. 什么是龟头包皮炎？

各种原因引起的龟头包皮的感染性、过敏性及不明原因的炎症统称龟头包皮炎，下面是几种常见的龟头包皮炎。

（1）急性浅表性龟头包皮炎。这常是由于局部物理因素的刺激如性交、骑车的摩擦、避孕药物、肥皂、清洁剂和某些药物如磺胺、解热镇痛药、外用药过敏，甚至辛辣的食物过敏等引起。

（2）念珠菌性龟头包皮炎。可以分为原发性和继发性。原发性是由念珠菌感染给健康的人，是由患真菌（念珠菌）性阴道炎的性伴侣传染的。继发性则是患糖尿病，或大量使用抗生素、激素和免疫抑制剂药物之后出现的。临床表现是红斑，表面光滑，龟头、包皮内有散在的丘疹、脓疱，可以采用口服抗真菌药及外用药物治疗。

（3）滴虫性龟头包皮炎。是由患阴道滴虫的女性传染的。开始是在龟头部出现红斑，有小水疱，水疱破后形成糜烂。可用甲硝唑（灭滴灵）治疗。

（4）莱特尔（Reiter）龟头包皮炎。莱特尔病中一个主要的临床表现是龟头包皮炎。初起在龟头上出现红斑，扩大后呈环状或多环状。表面有薄痂。

132. 什么是莱特尔综合证？

莱特尔综合征（Reiter syndrome）以尿道炎、结膜炎、关节炎三联征为特点的疾病，又称结膜-尿道-滑膜综合征。常伴发于尿道感染或腹泻后，并可伴皮肤黏膜、心血管和胃肠道症状。主要见于HLA-B27基因型的青年男性，此病有一定遗传倾向。研究已经明确，其与 HIV 感染存在明显的相关性。

莱特尔综合征的临床表现有以下五个方面。

（1）尿道炎。是最早出现，也是每位患者都有的症状，这种炎症里找不到细菌，所以称无菌性尿道炎。有尿痛、尿道分泌物是黄色脓性的，尿常规可见大量的白细胞。除尿道炎以外还有膀胱炎、前列腺炎及精囊炎。女性有阴道炎及宫颈炎。

（2）关节炎。常在发病的两周出现膝关节红肿、疼痛、活动受限，尤其以膝关节、骶髂关节多见。

（3）眼结膜炎。发病率为 50%，眼球结膜炎、睑结膜炎、充血、水肿及分泌物增多。

（4）皮肤表现。约 50% 有皮肤表现，硬币大小的红斑、红斑内有脓疱，脓疱吸收后转变成黄色薄痂，类似寻常型银屑病，皮损上出现几层薄痂，好发于小腿，发生在掌跖部的是脓疱。

（5）龟头炎。龟头部出现多发性的环状红斑，红斑上有黄痂，可以发展到冠状沟和包皮内板。

133. 患一种性病的同时有无患其他性病的可能？

一个人可以患一种性病，也可能同时患几种性病，如患尖锐湿疣的同时可以患淋病、梅毒或生殖器疱疹，所以原则上几种性病应同时做化验、检查。尖锐湿疣、淋病和非淋菌性尿道炎有明显的临床表现，临床上就可以诊断，但是梅毒和艾滋病的皮肤表现发病率不高，所以必须抽血化验。对于多次患非淋菌性尿道炎临床表现不明显者也要积极地化验治疗。

134. 如何正确对待性病？

在没有患性病之前应该有预防性病的知识和思想。如果患了性病就应该做好四方面的工作。第一是立即到医院，要大胆地迈进正规的有专科的医院，切不可因为羞涩而到不正规的机构治疗，这一步是诊断治疗的关键，也是获得正规治疗的基础和前提。第二是在没有诊断清楚之前不要盲目治疗，要在诊断明确之后有针对性地治疗。治疗的时间、药量要足够，治疗要彻底。经过治疗临床症状消失，至少两次化验检查阴性方可认为治愈。第三是患病后至治愈期间禁止发生性关系。第四是性伴侣要同时治疗，且不能因为某种理由不采取足量的药物治疗。

135. 如何正确对待性病患者？

皮肤性病科医生在日常工作中，经常会遇到一些性病恐惧症的人。引起性病恐惧症主要有三个方面：一是因为患者对性病不了解，只想到它危害的一面，没想到它是完全可以治愈的一面。二是有些不正规医院、不正规的医生用性病来恐吓患者，谋取钱财，使许多患者上当受骗，造成患者的思想和经济上的负担。三是一些患者羞于就医，心理负担重，容易造成病情延误。因此患者以及家属都要对性病有一个正确的认识，即性病是一种普通的常见病，通过积极的治疗是可以治愈的。性病也有不同之处，因为它有传染性，如果不能及时治疗，就可能对社会产生危害，只有医生、患者、患者家属积极配合才会减轻或消除这种危害。

136. 什么是过敏性皮肤病？

过敏性皮肤病也称变态反应性皮肤病，是皮肤病中最常见，也是最复杂的病。常见是因为数量多，可见于任何年龄，复杂是说致病原因多，且尚有很多不明因素。变态反应性皮肤病的种类较多，临床常见的有接触过敏性皮炎、荨麻疹、药疹、特应性皮炎、血管性水肿、荨麻疹性血管炎、天疱疮、类天疱疮、类风湿关节炎皮肤表现、系统性红斑狼疮、麻风皮肤肉芽肿、真菌感染肉芽肿、非典型分枝杆菌感染肉芽肿、麻疹、湿疹等。

137. 什么是接触过敏性皮炎？

接触过敏性皮炎是皮肤或黏膜接触某些物品之后，在接触部位发生红斑、水肿、水疱等急性过敏性炎症。

接触过敏性皮炎的表现因接触物的性质、浓度、接触方式及个体反应性有差异而不同。通常轻症时局部呈淡红至鲜红色红斑，轻度水肿，或有针尖大丘疹密集，重症时红斑肿胀明显，在此基础上有多数丘疹、水疱，炎症剧烈时可以发生大疱。水疱破裂出现糜烂、渗液和结痂。病程自限，一般去除病因后，处理得当，1~2周可痊愈。但再次接触可复发。反复接触或处理不当，可以转为亚急性或慢性皮炎。

138. 哪些常见物质可引起接触过敏性皮炎？

能引起接触过敏性皮炎的物质很多，主要有动物性、植物性、化学性三类。

（1）动物性接触物。主要是对虫类排泄出的毒素过敏，如蚊子、跳蚤、虱、蜂类、臭虫、水母、松毛虫、桑毛虫等。

（2）植物性接触物。主要是某些植物的叶、茎、花、果等或其产物。常见有漆树、荨麻、橡树、银杏、补骨脂、猫眼草、某些菊科花属、少数瓜果、蔬菜、花粉等。

（3）化学性接触物。是接触性皮炎的主要病因。其种类繁多，主要有金属及其制品，如镍、铬；日常生活用品，如肥皂、洗衣粉，清洁养护用品、乳胶手套、皮革、塑料及橡胶用品；化妆品，如化妆油彩、染发水、香膏等；药物，如水杨酸、苯甲酸、芥子气、蒽林、汞剂、薄荷、樟脑、维 A 酸、过氧苯甲酰胺、硫黄、碘酊、清凉油、风油精、跌打损伤药、抗生素乳膏等；杀虫剂及除臭剂；各种化工原料，如汽油、油漆、机油、染料等；服装和纺织品中的染料，如偶氮染料、蒽醌染料；塑料制品，如拖鞋、凉鞋、尼龙表带等。

139. 接触性皮炎有几种？它们是如何导致发病的？

接触性皮炎分为两种。一种是原发刺激性皮炎，引起这种皮炎的过敏物对皮肤有很强的刺激性，任何人接触之后 1~2 小时之内都会发生变态反应。另一种是变态反应性皮炎，也就是过敏反应性接触性皮炎。这种皮肤过敏的物质仅引起少部分人发病，这种过敏是身体本身决定的。这种过敏发生的过程分为两个阶段。第一阶段是致敏期，第二阶段是反应期。致敏期是抗原进入人体后刺激机体的免疫系统产生免疫效应细胞的过程。具体地说过敏物也叫抗原，但是大部分的过敏物不是一个完整的抗原，是半抗原，需要与体内的蛋白质结合之后才算是一个全抗原，这才是我们习惯上称的抗原。这个抗原进入人体后，机体免疫系统就要对抗它、排除它、所以产生了对抗它的物质，在有的地方我们称之抗体，但是在这里我们称之免疫效应细胞。这个过程一般为 4 ~ 25 天，平均 1 周。致敏期完成后进入反应期，免疫效应细胞生成之后，此时如果皮肤上的抗原还存在的话，这种细胞与抗原引起变态反应，出现了我们临床上见到的症状。换句话说，如果此时皮肤上的过敏物已经消失了，那么这种变态反应就不会发生了，只有等到下一次皮肤上再出现这种抗原的时候才会出现变态反应。当然这里说的下一次可以是皮肤上的任何部位，不局限在原来过敏的地方。因为身体内的免疫效应细胞可以通过血液输送到皮肤的任何部位。第二次引起过敏的时间是第二次接触过敏原之后的 24 小时之内，比第一次的时间短得多。

140. 接触过敏性皮炎如何诊断？

需要三个方面：一是有接触致敏物的病史；二是临床表现为边界清楚的红斑、水肿；三是有此种物质过敏史，当然这一方面在初次发病时是不存在的。

一般可以通过皮肤斑贴试验检测出致敏物，如一个工人，在工作中接触了不少化学物质，不知道哪些物质引起的过敏，希望检查出来，以后避免接触它。那么我们就可以把可疑的致敏物品，贴敷在没有病的地方，常贴的部位是皮肤细嫩又容易保护的前臂内侧或背部的皮肤上。其上面盖上玻璃纸，再用胶布固定好。目前多用成套的检测小盒，一次可以测试几十种，测试物可以是原物也可以稀释到不引起刺激的浓度。试验之后的 24 小时、48 小时及 72 小时分别观察试验结果，阳性的为过敏，阴性的为正常。阳性的表现是根据皮肤的反应分别划为可疑阳性、弱阳性、强阳性、极强阳性四种程度，仅有轻度红斑为可疑阳性，出现红斑、浸润及少量丘疹为弱阳性，出现红斑、浸润、丘疹和水疱为强阳性，出现明显红斑、浸润和融合性水疱为极强反应。

141. 接触过敏性皮炎如何治疗？

首先是寻找病因，去除病因后再适当地处理，皮损能迅速痊愈。接触致敏物或毒物后，立即用大量清水将接触物洗去，病程中避免搔抓、肥皂水洗及热水烫洗，不使用可能产生刺激的药物，以利皮损尽早康复。局部治疗，轻度红肿、丘疹、水疱而无渗液时用炉甘石洗剂，其中可加适量苯酚、樟脑或薄荷脑以止痒；急性皮炎伴明显渗液时用3%硼酸溶液、1∶20醋酸铝溶液或1∶（5000～10000）高锰酸钾溶液做冷湿敷。系统治疗以止痒和脱敏为主，内服抗组胺药和维生素C。

142. 由饰物、手表与皮带夹引起的接触过敏性皮炎有哪些特点？

按扣、耳环、手镯、戒指、手表、皮带夹、别针、卷睫毛器、发卡、金属眼睛架的表面都镀有镍，镍易引起的变态反应称为镍皮炎，由于镍不被人们熟悉，所以本文称之饰物皮炎、手表皮炎和皮带夹皮炎。镍可以引起过敏，但是皮肤反应较轻，如果镍和皮肤上的汗中的氯化钠作用后形成氯化镍时，引起的皮炎就很重。这种皮炎常见于易出汗的夏季，表现是手腕部皮肤出现手表形状、脐周的腹部出现皮带夹样、接触按扣部的皮肤如胸、腹部出现按扣样、面部接触眼镜架处出现条状红斑、水肿，有时由于过敏物上下的移动，使过敏的面积稍微扩大。

143. 染发皮炎是何种物品引起的变态反应？

染发皮炎是常见的接触过敏性皮炎，尤其是在节假日前更为常见。染发皮炎是由染发剂中的对苯二胺引起，对苯二胺能够和染发时使用的氧化剂、偶氮染料作用，合成大分子的黑色染料而把头发染成永久性的黑色。对苯二胺是极强的致敏物，可以引起皮肤迟发型变态反应的发生。除染发剂外，乌发剂、焗油膏中也有对苯二胺。

染发皮炎按临床表现分为两型，一型是红斑水肿型，另一型是红丘疹型。红斑水肿型常见，常发生在染发后的几小时到几天，第一次用染发剂过敏多在 3~7 天之后，第二次过敏多在 3~24 小时内出现头皮剧烈的瘙痒，很快出现红斑、水肿，面部、耳部及眼睑的水肿，眼睛睁不开，面似胖娃娃的头。红肿处有渗液，结痂后把头发粘在一起。另一型的染发皮炎在染发后几天出现多个红丘疹，有时也发生在头颞部，又痒又疼。严重的染发皮炎要使用激素治疗，治疗时要注意是否有感染，必要时要慎重使用抗感染的药物。

144. 化妆品皮炎常见的致敏物是什么？

化妆品皮炎包括的范围很广，本文叙述的是面部护肤剂引起的皮炎。面部的护肤剂有香脂、香霜类。这些香脂、香霜内含有很多种成分，这些成分中容易引起过敏的物品有香料、色素、防腐剂、抗菌剂等，有些物质虽然本身不引起过敏，但是涂在面部之后再晒太阳，就会引起过敏。皮肤过敏表现是红斑、弥漫性的红丘疹、水肿、皮肤增厚、黄褐斑等，有的涂几天就会出现过敏，有的几个月之后出现。

145. 什么是手部皮炎？

手部皮炎是由于经常受到水、肥皂、洗衣粉、洗碗剂、碱水、汽油、乙醇、油漆、水泥等物质长期的刺激，手指出现红斑、脱皮、干裂，逐渐发展到手掌出现角化、皲裂，冬季加重，也称手部湿疹。常见于家庭主妇、汽车修理工、建筑工人、清洁人员、洗碗工及医务人员。

146. 服装引起的皮炎有什么表现？

由服装引起的皮炎也是很常见的。这种皮炎易发生在皮肤柔嫩、出汗多的地方，肥胖的人多发，常发生在颈背、腋、腹、胸及股部等常摩擦部位。此种皮炎一般为急性皮肤表现，如红斑、水肿、丘疹，慢性的表现则是苔藓化。引起服装皮炎的致敏物是服装面料中的成分或装饰物等。聚乙烯树脂是我们常用的塑料雨衣、雨帽、手套等的主要成分，是容易引起过敏的物质。羊毛、驼毛上的芒刺可以引起皮肤过敏，棉花和丝制品不易引起过敏。

147. 什么是湿疹？

湿疹是由多种内外因素引起的有明显渗出倾向的皮肤炎症反应。皮疹表现多样，瘙痒剧烈，易复发。引起湿疹的外在因素包括环境变化、不良刺激、食物和化学物品等。内在因素如慢性消化系统疾病、胃肠道功能性障碍、精神神经因素、感染病灶、新陈代谢障碍和内分泌功能失调等。湿疹按皮损表现分为急性湿疹、亚急性湿疹、慢性湿疹，按累及部位分为局限性湿疹与泛发性湿疹。

148. 婴儿湿疹有什么特点？

婴儿湿疹发生在婴儿 2 月龄至 2 岁之间，分为渗出型湿疹和干燥型湿疹。渗出型湿疹开始出现在面部，可见对称性的红斑，红斑内有许多小水疱，红斑的周围有许多红色丘疹，水疱糜烂后结痂。如果病情得不到控制发展到头部，渗出液与头发粘在一起，逐渐地结成厚痂，还可以发展到颈部、四肢，这种类型常发生在身材肥胖的婴儿。干燥型湿疹可出现在面部、躯干、四肢，皮疹常表现为淡红色或暗红色的斑片，可见密集的小丘疹，虽称为湿疹但皮肤干燥，无明显渗出，皮肤表面覆盖灰白色的糠状鳞屑，长时间进展可出现皮肤肥厚、破裂和血痂，常见于身材瘦弱的婴儿。

149. 儿童湿疹是由什么引起的？

儿童湿疹常见于 4~10 岁的儿童，表现为发生在肘窝、腘窝、眼睑、口周及手腕部的苔藓化，瘙痒明显。常见的过敏性物质是毛织品、猫毛、狗毛、鸟毛、花粉、荞麦皮、尘土、尘螨、发霉物、地毯、小孩玩的毛绒玩具、草籽、金属制品、室内干燥的环境、室内多种装修材料（如壁纸、地板、漆料等）、鸡蛋、牛奶、海鲜、辣椒、西红柿、橘子及多种药物如头孢菌素、磺胺及退热药物等。

150. 什么是神经性皮炎？

神经性皮炎是以阵发性皮肤瘙痒和皮肤苔藓化为主要特点的慢性皮肤炎症性疾病，又称慢性单纯性苔藓，是常见的慢性皮肤神经功能障碍性皮肤病。该病病因和发病机制尚不清楚，可能与神经精神因素（如焦虑、紧张、抑郁、劳累、睡眠不足、烦躁、易怒）有关。此外，内分泌紊乱、胃肠功能障碍、饮酒、进食辛辣食物或者鱼虾等异种蛋白质、日晒、感染病灶、局部机械物理性刺激（如硬质衣领、毛织品、化学物质、汗液浸渍）等诸多内外因素均可诱发或加重疾病的症状。病程中可形成"瘙痒—搔抓—瘙痒"的恶性循环，是造成此病发展并导致皮肤苔藓样变的主要原因。一般皮损发生在颈背衣领摩擦处、肘后部、小腿前部等处，为肥厚的苔藓化，很痒，影响工作和休息。

151. 什么是脂溢性皮炎？

分泌油脂多的地方称为溢脂区，如头、面、胸、背，在成年人这些区域发生的皮炎称为脂溢性皮炎或溢脂性皮炎。脂溢性皮炎实际上也是前述的湿疹、皮炎的一部分，只不过发生的部位比较特殊。此病的病因不明，但是多认为是过敏性皮肤病。该病多数患者是过敏性体质，常引起过敏的原因有皮肤分泌的油脂中的酸性物、衣服的摩擦、日光、浴液、肥皂、热水、饮食中的辣椒、葱、蒜、酒、干燥的气候等，另外皮肤油脂处的卵圆形糠秕孢子菌的大量繁殖也是致病因素，可以是此菌的感染，也可以是对此菌的过敏性反应。临床表现是红斑、红丘疹、表面有少许的鳞屑，严重时有渗液。干性脂溢性皮炎表现是头部有较多的糠秕状的鳞屑，瘙痒。

152. 皮肤瘙痒症容易发生在哪些人群？

瘙痒是皮肤病中常见的主要症状，在诊断皮肤病时主要依据原发性的皮损，瘙痒不是主要的根据。在临床上如果没有原发性皮损，只有因瘙痒引起的继发性的抓痕称为瘙痒症。

瘙痒症在临床上有两个特点：一是痒，二是痒处有抓痕、血痂。瘙痒好发于四肢，以小腿的前部、腰部及背部常见，睡前加重。瘙痒症容易发生在老年人，患糖尿病、肾病、肝病、妊娠、神经衰弱的患者及过度紧张的人群。

153. 为什么老年人是瘙痒症的高发人群？冬季为什么是瘙痒症的高发季节？

由于老年人皮脂腺、汗腺萎缩，分泌的油脂和汗液减少、运动也减少。这样就减少了对皮肤的保护作用，使皮肤干燥。干燥的皮肤易受到无数微细的伤害，这种伤害表现在皮肤上就是瘙痒。长期的搔抓出现苔藓化转为神经性皮炎。

冬季人们的活动减少，尤其是北方室内的空气干燥、室温过高、有些人洗澡过多等因素都可引起皮肤瘙痒。常见的部位是小腿的胫部，也可以发生在全身。

冬季瘙痒症或老年性瘙痒症的患者要避免过度烫洗。选择中性或不含色素、香精等易致敏成分的保湿护肤品，洗浴后轻拍吸干水分，并应用保湿剂，可有效预防因干燥而引起的瘙痒。

154. 如何治疗湿疹、皮炎？

使用外用药物治疗湿疹、皮炎时，要根据具体症状有针对性用药。皮损除原发、继发之外，还有急性、亚急性、慢性之分。急性皮损表现为红斑、红丘疹、红肿、渗出、糜烂；亚急性的皮损是红斑、暗红色斑、脱屑、结痂；慢性皮损的表现是皮肤苔藓化、角化肥厚。有水肿、糜烂急性期皮损用硼酸水湿敷，只有红斑、红丘疹急性期皮损外用炉甘石洗剂。亚急性的皮损用糊剂、霜剂如氧化锌糊、硼锌糊、氢化可的松霜等。慢性期可用霜剂、酊剂、二甲基亚砜制剂、膏剂等，如有皮肤瘙痒症可外用薄酚甘油洗剂或霜剂。症状轻的湿疹可用抗组织胺药，严重者服用激素，有感染者抗感染治疗，不吃辛辣的食物，减少肥皂、热水的刺激，睡眠要充分，禁止用手搔抓。

155. 什么是自体过敏性皮炎?

自体过敏性皮炎是患者对自己本身所患的某种皮肤病的渗液吸收之后产生全身性的皮肤过敏性反应。该病常发生在足癣合并感染的患者，如夏季足癣感染之后渗出加重，引起淋巴管炎，1~2周后全身出现红斑、红丘疹、水疱，也就是在远离足癣的地方出现湿疹样皮疹。小腿和前臂部的湿疹，由于外用水杨酸等药物的刺激引起接触过敏性皮炎，以此作为原发灶吸收其渗液之后可以引起全身性的湿疹皮损。自体过敏性皮炎的典型皮疹是小水疱，病程为2~4周，诊断需要有原发病灶和全身性的湿疹样表现。

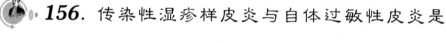

156. 传染性湿疹样皮炎与自体过敏性皮炎是一回事吗?

传染性湿疹样皮炎先是有一片湿疹，呈钱币状，出现水肿、渗出，由于局部吸收了渗液或是渗液接种在周围的皮肤上，出现了围绕湿疹的红色的丘疹、水疱疹，这种病是传染性湿疹样皮炎，可以理解为是自体过敏性皮炎的轻型或局限型。治疗同自体过敏性皮炎。

157. 什么是光敏性皮肤病?

接触日光或其他光之后出现的皮肤病称为光敏性皮肤病。常见光敏性疾病有晒斑、多形性日光疹、痘疮样水疱病、日光性荨麻疹和外源性光敏性皮炎。

158. 每个人日晒后都会出现晒斑吗？

过度日光照射后所致皮肤急性炎症性疾病称为晒斑，也叫日晒伤、日光性皮炎、日光红斑或日光水肿。本病容易发生于淡色皮肤人群。长期在室内工作的人，偶然接触日光几小时，即可引起日光刺激反应，引起反应的是日光中的中波紫外线（波长290~320nm），此波长也称日晒波长，不论什么人都可以引起反应，此反应不是变态反应而是刺激反应。这种光可以通过直接照射或大气层的散射，因此在雾天也可以引起反应。直接照射与光的强度有关，如上午11点到下午3点的光线最强；反射与环境有关，如沙、雪及城市的金属、玻璃等建筑反射强。临床表现是暴晒后约30分钟，皮肤出现红斑，重者水肿，局部有灼热感、疼痛，尤其皮肤接触衣服处摩擦之后，不能入睡。轻的晒斑2~3天消退，重的7~10天，消退后留有色素斑。

159. 如何治疗和预防晒斑？

晒斑程度轻者可外用炉甘石洗剂，较严重者使用冰牛奶湿敷。糖皮质激素霜剂如丁酸氢可霜、糠酸莫米松霜等，可明显减轻局部红肿热痛，或用0.5%~1%吲哚美辛溶液外搽，缓解日晒后皮肤的红、热和触痛。此病预后较好，但在皮损消退后的一段时间内可留有色素沉着斑。

预防晒斑应尽量避免在日光强烈时段（10：00~14：00）外出，云层只能减少10%~15%紫外线辐射量，因此，阴天也应防晒；避免日光曝晒，外出时应注意防护，如戴宽檐帽，穿长袖衣服，使用遮阳伞；出门前15分钟在暴露部位外涂宽谱防晒霜；要经常参加室外活动，逐渐接受阳光，增加皮肤对日光的耐受性。

160. 什么是多形性日光疹？

多形性日光疹是日光中的中波和长波紫外线照射皮肤之后引起的迟发性变态反应，是一种反复发作的慢性光感性皮肤病。主要发生在长期室外工作的人，如农民、牧民、建筑工人、室外商贩、导游等，常有家族史，部分患者为过敏性体质。其病因可能是对紫外线照射诱发的光代谢产物产生的迟发性变态反应。

多形性日光疹好发于春夏季，日晒后 2 小时到 5 天，在鼻梁、面颊、前额、颈两侧、胸上部、手背、前臂的伸面等部位出现丘疹、丘疱疹、红斑、水肿，严重者非暴露的部位或薄衣服处也可以出现皮疹。愈后不留瘢痕。对于多形性日光疹需要除外系统性红斑狼疮、服用药物引起的光过敏、卟啉病。治疗要避光，局部涂广谱的防晒霜、口服维生素 B$_6$ 和烟酰胺，也可用氯化喹林、但药量要小，防止引起眼部不良反应和血白细胞的减少。另外，对氨基本甲酸（PABA）是目前常用的口服遮光药物，需要连续服 6 周以上。局部可用硼酸水和硼锌糊。

161. 痘疮样水疱病愈后留疤吗？

痘疮样水疱病是一种有家族遗传因素的疾病，好发于面部，主要是中波和长波紫外线引起的变态反应。一般 2~3 岁发病，10 岁以后逐渐减轻，20 岁以后逐渐消失。皮损主要发生在面部、手背暴露部位，出现红斑、丘疹、水疱、米粒或黄豆大小，3~4 天结痂，脱痂后留有凹陷性瘢痕；夏季发作，冬季缓解。此病需要通过病史和检测血卟啉排除卟啉病。治疗同多形性日光疹。

162. 什么是光敏性物质？光敏性物质有哪些？

一种物质本身不引起皮肤过敏性反应，当把它涂在皮肤上或口服之后经血液循环沉积在皮肤上，与皮肤上的蛋白质结合成为抗原时，再经日光照射就会引起皮肤的过敏性反应，这种物质则称为光敏性物质，这些物质有化妆品、药物和动植物。化妆品中的染料、防腐剂、防光剂及香料。药物有磺胺类、氯丙嗪、四环素和煤焦油的衍生物（蒽林、沥青等）。植物有灰菜、芥菜、马齿苋、紫云英、莴苣。动物有泥螺。中药有补骨脂、独活、荆芥、芸香。这些物质共同的特点是具有低分子量、苯环状的化学结构，能够吸收紫外线并且可以发出荧光。

163. 什么是光接触过敏性皮炎？

皮肤涂上化妆品、染料、香料及蒽林等，再经日光的照射后出现过敏性反应。通常发生在面部，皮损为红斑、红丘疹，重者出现水肿、水疱。这种反应称光接触过敏性皮炎，是外源性光敏性皮肤病中常见的一型。

164. 光化性药疹与药物有关吗？

口服或注射药物的同时，日光照射皮肤后，引起皮肤过敏性反应，称为光化性药疹，也称光敏性药疹。常见的可引起光化性药疹的药物是氯丙嗪、灰黄霉素、四环素、磺胺类、非那根、避孕药和雌激素。皮肤表现是红斑、水肿、丘疹和水疱。

165. 什么是荨麻疹?

荨麻疹是皮肤、黏膜小血管扩张及渗透性增加而出现的局限性水肿反应性疾病,俗称风疹块、鬼风疙瘩。荨麻疹通常在 2~24 小时内消退,但反复发生新的皮疹,迁延数天至数月,是一种常见的皮肤黏膜过敏性疾病,有 15%~20% 的人一生中至少发作过一次荨麻疹。荨麻疹临床表现是风团、剧痒。风团是局限性的皮肤水肿,数小时后消退,然后再出现,晚间加重,早晨减轻或消退,形态不一,大小不等,可呈圆形、半圆形、条状、不规则形及地图状,颜色有红色、黄色、白色。有的患者还可出现气管水肿、喉头水肿而引起呼吸困难、憋气、甚至窒息。如有消化道的水肿则出现腹泻、腹痛、恶心、呕吐。根据病程的不同可以把荨麻疹分为急性和慢性两型。

166. 引起荨麻疹的常见原因有哪些?

引起荨麻疹常见原因有如下几类。

(1)食物。海鲜、牛奶、辣椒、生葱、生蒜、芥末、蘑菇、草莓、橘子、香蕉、核桃、葡萄酒、啤酒。

(2)药物。青霉素、氨苄西林、头孢菌素、呋喃唑酮、盐酸小檗碱、阿司匹林、索米痛、磺胺类、破伤风抗毒素、狂犬疫苗、肝素、血清、胰岛素、地巴唑、伊曲康唑等。

(3)吸入物。花粉、青霉素、真菌孢子、动物皮屑、羽毛、挥发性的农药、装修材料、地毯中的螨虫、汽车排出的废气。另外,蜜蜂叮咬也可引起。

(4)感染。扁桃体炎、牙龈炎或脓肿、化脓性乳腺炎、败血症、足癣感染、胆囊炎。

(5)物理因素。冷、热、日光、摩擦、压力、机械性刺激。

（6）精神因素。主要是精神紧张，如高考、地震等。

 167. 荨麻疹如何治疗？

荨麻疹的治疗要抓住主要矛盾，先处理危害生命的症状。治疗原则是先救命，再治疗。

（1）首先要问清病史，要特别注意呋喃唑酮、破伤风抗毒素、狂犬疫苗、蜂巢引起的荨麻疹，发病急剧、病情重，常发生过敏性休克，眼底水肿，呼吸道及胃肠道水肿。对这些人要测血压，观察心率、呼吸。

（2）有些患者就诊时很快出现过敏性休克，对于这些人要简单明确病因后，马上抢救。抢救的顺序如下，首先皮下注射1∶1000肾上腺素0.5mg，随后5%葡萄糖生理盐水500ml，内加300mg氢化可的松和2g维生素C，静脉滴注。一般经过这样的处理后30分钟症状会逐渐得到改善，如果2个小时症状改善不明显，可以重复皮下注射肾上腺素，要注意此药可以引起心率加快，也可以在输液内加入40mg多巴胺。出现喉头水肿先做气管插管，如果失败做气管切开术。

（3）对于没有出现过敏性休克的患者，有憋气、腹痛、腹泻症状的要静脉滴注氢化可的松。

（4）对于没有憋气，风团广泛或呋喃唑酮引起的荨麻疹要服泼尼松治疗。

（5）对于慢性荨麻疹或荨麻疹不严重者可以口服抗组胺药，一般有助眠作用的抗组胺药效果好，这种助眠作用，一方面止痒效果好，另一方面也起到镇静作用。

（6）对于慢性荨麻疹要坚持服药几个月，也可以查变应原后脱敏治疗。

（7）皮肤划痕症用盐酸阿米替林（安他乐）治疗较好。

（8）低补体性荨麻疹用雷公藤多苷治疗有效。

168. 什么是寒冷性荨麻疹？

寒冷性荨麻疹是皮肤遇到冷的物体，包括风、液体、空气等，在接触部位形成瘙痒性风团和/或血管性水肿。寒冷性荨麻疹可分为家族遗传性和获得性两类。前者属常染色体显性遗传，以女性多见，多数从婴儿期开始发病，常持续终身。获得性寒冷性荨麻疹约1/3患者有遗传过敏性背景。主要介质是组胺和激肽，抗体大多为IgE，其血清含量比正常人高5倍以上。还有少数获得性寒冷性荨麻疹的发生与细菌感染、寄生虫、接种疫苗、甲状腺功能低下、注射血清、精神紧张和某些药物有关。

169. 胆碱能性荨麻疹的病因是什么？

胆碱能性荨麻疹好发于青年人，多在精神紧张和运动出汗后发疹，皮疹是米粒或豆粒大的风团，可以伴有流涎、出汗、腹痛、腹泻和头晕，病程数月至数年。胆碱能性荨麻疹发病机制尚不十分清楚，可能是因运动、摄入热的食物或饮料、出汗及情绪激动，使胆碱能性神经兴奋，或由于胆碱酯酶不足的原因而释放乙酰胆碱。除常规服用抗组胺类药以外，使用阿托品、局部麻醉药等乙酰胆碱拮抗剂可抑制皮疹的发生。

170. 什么是日光性荨麻疹？

日光性荨麻疹是日光诱发的一种皮肤血管炎反应性风团。其原因是日光中的长波紫外线照射在血管内的血清上，使血清转变为抗原，再与肥大细胞结合后释放颗粒，这些颗粒作用在真皮的血管上，引起血管内的血清渗透到组织间引起水肿。常发生在晒日光后的数分钟之内，先感到痒或灼痛，很快就出现风团，风团发生后，1小时至数小时后可自行消退。

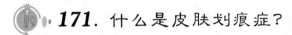

171. 什么是皮肤划痕症？

用手搔抓或钝器在皮肤上轻压划过后沿划痕线出现风团性条状隆起的现象称为皮肤划痕症，又称人工荨麻疹，可与荨麻疹伴发或单独存在。皮肤划痕症可分为两种：①单纯性皮肤划痕症，多见于女性，表现为明显的红斑、水肿及风团反应，大多没有瘙痒等不适。一般不需要治疗。②症状性皮肤划痕症：常见于过敏体质者，表现为反复发生的皮肤瘙痒，一般不出现全身性风团，常伴明显瘙痒。治疗应尽可能找到并去除致病因素，如停用致敏药物，伴细菌或真菌感染者抗菌治疗等。其次可使用抗组胺类药物，如氯苯那敏等。

172. 什么是血清病？

血清病也称血清病性荨麻疹，患者可在接种狂犬病疫苗和破伤风抗毒素等之后出现全身性的风团，还可伴随气管、喉头水肿而出现憋气、呼吸困难，肠黏膜水肿出现腹痛、腹泻，眼底水肿出现视物不清，还可以出现舌水肿，呈巨舌，血压下降，甚至发生过敏性休克。

173. 低补体性荨麻疹有什么特点？

低补体性荨麻疹也称血管炎性荨麻疹，特点是风团呈均匀的米粒、豆粒大小，风团持续的时间超过24小时。该病一般抗组织胺药治疗无效，抗血管炎药物有效。

174. 什么是血管神经性水肿？

血管神经性水肿是发生于皮下疏松组织或黏膜的局限性水肿，也称巨大性荨麻疹或血管性水肿。根据病因可分为获得性血管性水肿、遗传性血管性水肿。获得性血管性水肿类似于荨麻疹，可由药物、食物、吸入物或物理刺激等因素引起。遗传性血管性水肿为常染色体显性遗传，是血液和组织中 C_1 酯酶抑制物（C_1INH）水平的降低或无活性所致。

血管神经性水肿临床表现为急性局限性水肿，多见于皮下组织疏松处。水肿处皮肤紧张发亮，界限不清楚，呈淡红或苍白色，质地软，为非凹陷性水肿，一般 2~3 天消退不留任何痕迹。自觉症状不一，一般无全身症状。当喉头黏膜发生水肿时，可有憋气、喉部不适、声哑、呼吸困难甚至引起窒息。

175. 丘疹性荨麻疹是虫咬造成的吗？

本病主要发生在夏季，以四肢风团性丘疱疹为主。主要是蚊虫叮咬或爬行后排泄在皮肤上的酸性产物引起的变态反应。本病儿童多见，尤其是爱出汗的儿童。也有其他的因素，如对动物的毛、灰尘等过敏。本病的基本损害是黄豆、花生米大小，中心隆起，两端尖状似麦粒红色的风团，中心有一个丘疱疹或水疱，瘙痒明显，3~7 天后消退，可多次发生。治疗可以外用炉甘石洗剂。

176. 什么是药疹？

药疹又称药物性皮炎，是口服、注射或吸入药物之后引起皮肤黏膜或内脏的急性过敏性反应。药物引起的不良反应非常复杂，大致可以分为毒性反应、药物不耐受、特发性反应、副作用、继发作用及变态反应等。药疹是变态反应最常见的类型。

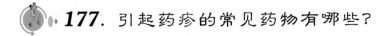

177. 引起药疹的常见药物有哪些？

引起药疹的药物种类很多，包括解热镇痛抗炎药、安眠镇静药、抗癫痫药、抗生素类、异种血清制剂、疫苗、中草药及各种生物制剂。可引起药疹的常见药物有阿司匹林、磺胺嘧啶、青霉素、氨苄西林、头孢菌素、阿莫西林、庆大霉素、水合氯醛、氯丙嗪、地西泮、鲁米那、呋喃唑酮、盐酸小檗碱、蜂巢、破伤风抗毒素、狂犬疫苗、地巴唑、氨苯砜、伊曲康唑、雌激素、雷公藤多苷等。

178. 猩红热样药疹有什么症状？麻疹样药疹

什么样？

猩红热样药疹多由于抗生素引起，如青霉素、氨苄西林、头孢菌素、阿莫西林、庆大霉素、伊曲康唑、特比萘芬、氨苯砜（DDS）等。临床表现为突然的高热、全身不适，皮疹开始是红斑点，从面、颈、胸、背、腹部向四肢发展，1~4天发展到全身，呈鲜红色水肿。有的地方深红色，有的地方淡红色，之间没有正常皮肤、似一块红布，然后体温逐渐下降，皮疹转为淡红、脱屑。病程约1个月，不影响内脏。

麻疹样药疹是米粒、黄豆大的斑丘疹，大小不匀，呈玫瑰色，主要分布在颈部、胸部、背部及四肢的近侧端。常见于使用青霉素、氨苄西林、头孢菌素、阿莫西林、阿司匹林、庆大霉素等之后。

179. 什么药物常引起荨麻疹型药疹？

服药后引起的荨麻疹称为荨麻疹型药疹。常见的易引起荨麻疹型药疹的药物有呋喃唑酮、盐酸小檗碱、阿司匹林、索米痛、水合氯醛、蜂巢、血清制品、各种疫苗（如狂犬病疫苗）、破伤风抗毒素。青霉素也可以引起荨麻疹。严重者出现呼吸道、消化道的症状及关节肿痛。

180. 什么是固定性药疹？

固定性药疹形状特殊，易于诊断：为鲜红色、紫红色轻度水肿的斑，有时中心出现水疱，呈圆形，愈后留有褐色斑。好发于口唇、龟头、肛门及腘窝处，也可以发生在其他部位。发作前有明显的瘙痒，病程 3～10 天。下次服药后几小时仍然在原处出现上一次的表现，仅是面积向外扩大一圈，常见的过敏性药物是磺胺类药物，包括复方新诺明、长效磺胺、阿司匹林、索米痛、四环素、地西泮及巴比妥类。

181. 什么是重症多形性红斑药疹？

重症多形性红斑药疹是一种严重的多形性红斑药疹。表现为在胸、腹、背部及四肢出现弥漫性红斑，多呈圆形、豆粒大或直径十几厘米的红斑，呈紫红色、红色水肿性斑块。红斑上可以有水疱、大疱及血疱，在受压迫的部位如背部、臀部常出现大片糜烂。除这些表现外，最显著的特征是眼睑、口腔、外生殖器及肛门处也有红斑、水肿、糜烂。伴有高热、畏寒或腹痛，病程约 4 周。呼吸道的损害可引起气管炎、肺炎和胸腔积液，肾损害可引起血尿，眼球结膜、睑结膜的炎症，渗出、化脓引起粘连，不仅留有瘢痕，而且可以引起失明，所以要倍加警惕。

常见致敏的药物有乙酰水杨酸片、索米痛、磺胺药、普鲁卡因、青霉素、雷公藤多苷等。

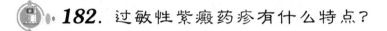

182. 过敏性紫癜药疹有什么特点？

常见引起过敏性紫癜的药物有抗生素类、巴比妥类、利尿药等。该型药疹为针头大至豆大或更大的出血性紫斑，皮疹平或可稍隆起。病情严重者可有关节痛、腹痛、血尿和便血等。

183. 为什么大疱性表皮松解症死亡率比较高？

此型药疹是药物过敏反应中最重的一型，死亡率 10%～50%，是药疹中最严重的类型。常由磺胺类、解热镇痛类、抗生素、巴比妥类、别嘌醇和卡马西平等引起。临床表现是发病急、高热、皮疹发展迅速，1～4 天遍布全身。开始是鲜红色或紫红色斑片，很快扩大，融合成棕色大片，上面很快出现松弛性的大疱。大疱很容易破裂，全身出现似烫伤的外观，皮肤表皮大面积的分离，同时发展到眼睑、口腔、鼻，以及内脏如胃肠道、肝、肾等。如果病情发展或治疗不及时，常导致死亡，死亡前高热，持续 40℃，各种药物不能退热，患者昏迷从气管插管中排出大量黏稠的分泌物。死亡的原因有两个方面，一方面是多器官的坏死如皮肤、肝、肾、心脏及脑组织，另一方面是引起肺及皮肤的感染性休克。

184. 什么是剥脱性皮炎药疹？

剥脱性皮炎药疹又称药物性红皮症，常见致敏药物有磺胺类、巴比妥类、抗癫痫药、解热镇痛类、抗生素类，多为长期用药后发生，是严重型药疹。此病有两个特点，一个是潜伏期长，20 天以上；另一个是全身性的水肿。此病的临床表现分两段，先是全身红斑、水肿、渗液，此时称红皮症。继而出现大面积的鳞屑剥脱，称剥脱性皮炎。此病可以一开始就是全身性发疹，也可以是在猩红热或麻疹样药疹的基础上发展来。轻型的病程为 2～3 周，重型可达数月。患者常伴明显全身症状，如恶寒、发热、呕吐、恶心，有的可合并淋巴结肿大、蛋白尿、肝大、黄疸等。

 185. 药疹的治疗原则是什么？

首先是停止使用可疑的药物，仅有皮疹而没有全身症状的患者服抗组胺药，外涂炉甘石洗剂。有憋气、腹痛的患者服用泼尼松，有多脏器损害的患者输液加氢化考的松治疗，有喉头水肿，但神志清楚能配合患者做气管插管，昏迷的患者做气管切开。过敏性休克的患者抗休克治疗，高热的患者给予冰袋降温，必要时用 1/3 粒消炎痛栓，但此药易引起过敏，所以尽量不用。有球结膜、睑结膜炎的患者要用氢化可的松药水和红霉素眼膏，并且经常的拨离眼睑以免引起粘连。口腔糜烂的可用复方硼砂含漱液漱口。对于大疱性表皮松解症和重症多形性红斑的患者应在抢救室或 ICU 治疗。要建立病危通知和抢救记录。

 186. 如何预防发生药疹？

严重的药疹可危及生命，因此须预防和及早发现药疹的发生。首先，对药物的应用要严加控制，必须根据适应证决定，患者要严格遵医嘱用药，不能擅自使用处方药，更不要滥用药物。其次，开药前患者应详细告知医生自身的过敏史，以及目前正在服用的药品，对有药物过敏者，应尽量避免再度应用此种药物或化学结构相似的药物。最后，要注意药疹的前驱症状，用药期间如突然出现发热、瘙痒、红斑等症状，应及时停药，避免严重反应的发生。某些药物如青霉素、普鲁卡因、血清制品皮肤病学使用前应严格遵照操作规程进行划痕或皮内试验。

187. 在治疗药疹时如何使用抗生素和退热药物？

药疹的患者最常见的诱因是感冒、发热、扁桃体炎及肺炎而用抗生素、退热药物。如果在使用这些药物的时候引起药疹，那么扁桃体炎和肺炎等细菌感染又如何治疗。首先是要查明引起药疹的药物，因为患者往往同时用多种药物，无法一下明确，也要基本明确，这就需要把不是引发药疹的药物逐一的排除，排除的方法是根据药疹的疹型，然后选用一种不易过敏的抗生素或新的抗生素使用。发热时最好用物理降温或中药柴胡退热。

188. 痱子是怎么引起的？

在高温闷热环境下出汗过多和蒸发不畅，汗液使表皮角质层浸渍而致汗腺导管口闭塞，汗液不能正常排出，汗腺导管内压增高而破裂，外溢汗液渗入周围组织内，刺激汗孔而出现水疱、丘疹，形成痱子。临床上分为红痱子和白痱子。红痱子见于肥胖婴儿、久病衰弱者及年轻人，常见于额、颈、胸、背、肘、腋及儿童的面部。表现为针头大小红色的丘疹，周围绕以红晕、密集成片。丘疹的顶端细小水疱或脓疱，数日可以自行消退，有痒感。严重者感染后形成毛囊炎、疖。白痱子见于高热、卧床不起或术后的患者，表现为针头大小、白色、透明水疱，易破，位于颈、胸、腹或腰部，不痒，几日后消退。

治疗用痱子粉或炉甘石洗剂。

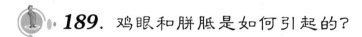

189. 鸡眼和胼胝是如何引起的？

这两种病都是由于局部摩擦刺激引起的。鸡眼是掌、跖、指、趾长时间受挤压或摩擦导致角质层增厚形成的局限性、圆锥状、角质增生性损害，好发于足底、趾和指。鸡眼可分为：①软鸡眼，发生于趾间侧面，常见于第 4、5 趾间前端，豌豆至蚕豆大小，表面呈灰白色，压痛明显。②硬鸡眼，好发于足部隆起处，如足趾关节背面或跖面受压处和小趾外侧面，通常为 1~2 个豌豆大小，周边是圆锥形角质增生，表面正中有凹陷，皮纹中断、色泽较黄，边界有清晰的硬角质块，整体呈圆锥状，底部向外，顶尖向内，外观极似鸡眼状，在行走、劳动或穿窄鞋子时有压痛感。

胼胝俗称老茧，是掌、跖皮肤受压或摩擦所致较厚的淡黄色扁平角质增生性损害。该病往往与劳动、运动有极大的关系，甚至与走路摩擦、穿鞋大小有关。临床表现：质地坚硬呈半透明状，中央较厚，边缘模糊，表面光滑，皮纹清晰，局部反应迟钝，一般无症状，严重时挤压会有疼痛甚至刺痛感。这两种病可用腐蚀性的药物治疗，二氧化碳激光治疗有效。

190. 银屑病与哪些因素有关？

银屑病又称牛皮癣，其病因尚未完全阐明，根据已有研究成果其主要与以下因素有关：①遗传因素，部分患者家族中有银屑病的病史，有的人父母辈，有的人祖父辈，也有的人兄弟姐妹有银屑病。②免疫因素，由炎症介质引发，免疫细胞和多种细胞因子在其发病机制中起关键作用。③感染因素，链球菌感染与银屑病发病和病程迁延有关，金黄色葡萄球菌感染可使皮损加重。④内分泌因素，女性患者妊娠期间病情多缓解，而分娩后有加重趋势。⑤药物因素，乙醇、β_1受体阻断药、解热镇痛抗炎药、四环素等可能诱发和加重病情。

191. 银屑病临床如何分型？

临床上根据皮损和临床症状将银屑病分为四型：寻常性银屑病，脓疱性银屑病，关节病性银屑病，红皮病性银屑病。

192. 什么是寻常性银屑病？

寻常性银屑病是银屑病中最为常见的一型，占95%。皮损初起为粟粒至绿豆大小红色丘疹或斑丘疹，逐渐扩大或融合成棕红色斑块，边界清楚，基底浸润明显，表面覆盖多层干燥的银白色鳞屑。刮除鳞屑，可见一层淡红发亮的半透明薄膜，称薄膜现象。刮除薄膜，可见散在小出血点，称点状出血现象（奥斯皮茨征）。银白色鳞屑、薄膜现象和点状出血现象是此病的临床特征。该病损害可发生于身体各个部位，以头皮和四肢伸侧多见，常对称分布。该病的病程缓慢，可以发生在任何年龄人群，最常见于青少年。病程持续十年至几十年，甚至终身。该病大多冬季复发或加重，春夏季缓解或消失。

193. 什么是脓疱性银屑病？

本型银屑病少见，分为泛发性和掌跖性两种。泛发性脓疱病，起病急剧、高热，关节疼痛。开始是寻常性银屑病，突然银屑病皮损发红、水肿，上面出现密集的2~3mm大的脓疱，正常皮肤上也可以潮红，出现脓疱，数日至数周内泛发全身。脓疱开始消退时，体温下降，恢复正常。待一批新的脓疱出现前2~3天开始高热，然后又出现新的脓疱，常反复发生，常见于儿童，有的因感染而导致死亡。常因妊娠、激素、感染而使寻常性银屑病转变为泛发性脓疱性银屑病。

掌跖脓疱性银屑病发生在手掌和足底。手部的皮损始于大小鱼际，向掌中部发展，可以扩展至手指和手背。足部的皮损好发于足跖中部和足跟侧面。皮损是红斑，内有很多脓疱，脓疱含在皮内，不隆起，数日后吸收、干燥、结痂，反复发生，常侵犯甲使其变黄、变厚。

 194. 什么是关节炎性银屑病？

该病又称银屑病关节炎。除银屑病损害外，尚有关节受累表现。多数患者关节症状常发生于银屑病之后，或与脓疱性银屑病或红皮病性银屑病并发。身体各个关节均可受累，以四肢小关节多见，尤其是指（趾）关节，其中远端指（趾）间关节最常见。受累关节肿胀、疼痛、活动受限，急性期可伴有发热等全身症状，病程迁延，后期出现关节强直和肌肉萎缩。

 195. 什么是红皮症性银屑病？

红皮症性银屑病又称银屑病性剥脱性皮炎或牛皮癣红皮症，这是一种少见的严重的银屑病。此病是在寻常性银屑病的基础上发展起来的，常常是感冒、发热、服用大量激素、外用高浓度的水杨酸、芥子气、焦油等刺激后诱发红皮症。开始在寻常性银屑病的皮损上出现红肿，迅速扩大，最后全身皮肤呈弥漫性红斑或暗红色斑，炎性浸润明显，表面附有大量的鳞屑。在红皮症的边缘常有小片寻常性银屑病的皮岛，保留有银屑病的特点。经治疗后红皮症消退，露出原来寻常性银屑病皮损。有的银屑病性红皮症是关节炎型和脓疱型发展而来，瘙痒明显，病情可达数年，常反复，预后不良。

196. 目前获批用于治疗银屑病的生物制剂有哪些？

生物制剂是指通过现代生物技术制备研发、具有明确靶向性的单克隆抗体或抗体融合蛋白类生物大分子药物，不包括小分子靶向药物。截至2021年8月我国批准用于银屑病治疗并已上市应用的生物制剂分为三大类，7种制剂。

（1）肿瘤坏死因子α（TNF-α）抑制剂。依那西普（etanercept）、英夫利西单抗（inflaximab）、阿达木单抗（adalimumab）。

（2）白细胞介素12/23（IL-12/23）抑制剂。乌司奴单抗（ustekinumab）、古塞奇尤单抗（guselkumab）。

（3）白细胞介素17A（IL-17A）抑制剂。司库奇尤单抗（secukinumab）、依奇珠单抗（ixekizumab）。

197. 应用生物制剂治疗银屑病有哪些建议？

生物制剂主要用于中重度、难治性及特殊类型银屑病患者，建议中重度斑块状银屑病，特别是传统治疗无效、失效或无法耐受时，或者疾病严重影响患者的生活质量，应考虑使用生物制剂。治疗开始前应慎重权衡利弊，严格筛选适应证，充分考虑可能的不良反应风险和经济因素（包括医疗保险因素），同患者或其监护人进行充分沟通且取得知情同意。对于超适应证应用者还应对其可能的获益与风险给予具体说明。

198. 副银屑病是银屑病吗？

副银屑病是一组以红斑、丘疹、浸润、脱屑而无自觉症状为特征的顽固性皮肤病。病因不明，以男性多见，常于青春期开始发病。本病分为四型：点滴状副银屑病、斑块状副银屑病、苔藓样副银屑病、痘疮样副银屑病。

199. 什么是点滴状副银屑病？

点滴状副银屑病又称慢性苔藓样糠疹，此型常见，易发生在青年人，无疼痛及瘙痒感觉。皮损是淡红色、鲜红色或褐色散在的丘疹，初起米粒大小，光滑，以后浸润、隆起、上面有不容易剥掉的细薄的鳞屑，用力刮除鳞屑后无出血现象，此点是与银屑病区别的特征。以后发展至黄豆大小，容易发生在躯干、大腿和上臂，四肢以屈面为主，单个的皮损持续 1~2 个月消退。消退后留有褐色斑，不断的有新疹发生，一般 1~3 年自愈。不影响健康，不会发生肿瘤。

200. 什么是苔藓样副银屑病？

本型较少见，皮损为红色至棕红色粟粒大扁平丘疹，表面覆盖细薄鳞屑，丛集成网状斑片或带状分布，伴毛细血管扩张，可有点状皮肤萎缩与血管萎缩性皮肤异色病样改变。本病好发于颈部、躯干、四肢近端及乳房，可泛发全身，但颜面、掌跖及黏膜极少侵犯。无自觉症状或轻度瘙痒，病程慢性，经年不愈。

201. 斑块状副银屑病会恶变吗？

此型少见，表现为红色、紫红色，硬币、乒乓球拍大小、浸润、扁平隆起的斑块，边界清楚，表面有苔藓化，似神经性皮炎的皮损，只不过是紫红色而不是灰色。长期不退的大块皮损上可以发生蕈状肉芽肿，发生蕈样肉芽肿之前或初期有剧烈瘙痒。头部的皮损发生蕈样肉芽肿的机会大。蕈样肉芽肿是皮肤恶性淋巴瘤。

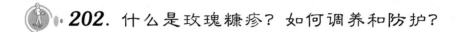

202. 什么是玫瑰糠疹？如何调养和防护？

玫瑰糠疹是急性病程自限性皮肤病。病因不明，在冬季容易发病，常发生在青年人，初起是单个的损害，称之母斑或先驱斑，圆形或卵圆形、淡红色、红色或铁锈色斑，上面有少许的糠皮状鳞屑，一般直径 2~3cm，1~2 周后，胸、腹、背、上臂及大腿的近端出现红色的斑或丘疹，比母斑小，一般不痒，病程约 8 周，有少部分可以复发，甚至连续几年出现。治疗可以外用炉甘石洗剂。

玫瑰糠疹的病因目前尚不清楚，有研究表明可能与人类疱疹病毒、巨细胞病毒等感染有关。玫瑰糠疹患者要保持室内通风，避免到人群聚集的场所，注意劳逸结合，保持乐观情绪，提高机体抵抗力，保持皮肤清洁，勿搔抓皮肤，忌辛辣刺激饮食。

203. 肢端型玫瑰糠疹常发生在哪里？

虽然玫瑰糠疹主要发生在躯干，但是也有发生在肢端的称之肢端型玫瑰糠疹，常发生在大腿、小腿、前臂，为淡红色的斑，上面有少许的皮屑；也有发生在面部的，皮疹与臂部的相同；也有发生在头上的，似白癣皮损。

204. 单纯性糠疹是蛔虫斑吗？

单纯性糠疹也称白色糠疹，俗称桃花癣，早前有人怀疑可能与蛔虫感染有关，故称蛔虫斑，但目前相关病因研究未证实本病与蛔虫感染等肠道寄生虫感染相关。目前本病病因尚不明确，最可能与微生物如糠秕马拉色菌有关，营养不良、维生素缺乏、风吹日晒、皮肤过度干燥敏感等也可诱发本病。临床表现一般为硬币大小，灰白色，圆形斑，表面干燥，有少许的皮屑。主要发生在面部，少部分在躯干、四肢，皮损一般 2~5 块。治疗以口服复合维生素 B、皮肤保湿和外用炉甘石洗剂为主。

205. 什么是石棉样糠疹？

石棉样糠疹又称石棉状头癣，此病病因不明，不传染。可能是头皮糠秕孢子菌引起，应该是干性溢脂性皮炎的特殊型。主要发生在青少年，表现为圆形，硬币大，灰色、灰白色斑块、隆起，内有较多鳞屑，恰似一片圆形石棉放置在头上。治疗同单纯性糠疹。

206. 什么是毛发红糠疹？

毛发红糠疹是以黄红色鳞屑性斑片和毛囊角化性丘疹为特征的疾病。毛发红糠疹的病因不明。临床表现有以下几个特点：头部有较厚的白色细碎的鳞屑；面部红斑干燥，似冬季面部长期不擦油膏被风吹的脸；手掌角化增厚；肘、膝的伸面有红斑，内有鸡皮样的角化性毛囊丘疹；手指关节背面有黄瓜刺样或小米样密集的丘疹；胸部、腹部及背部有多发性的手掌大小橘红色、淡红色的斑块，内有毛囊性的角化丘疹。毛发红糠疹严重时可以发展至全身而成为红皮症，此时诊断困难，如果手指有毛囊性丘疹可以与银屑病等红皮症区别。病程一般为 3 年。

毛发红糠疹的特点是有角化性的毛囊性丘疹，岛屿状的橘红色斑块。

207. 线状苔藓好治吗？

线状苔藓是发生在儿童四肢的自限性病。常发生在上、下肢的屈侧，灰色、淡红色条状的斑，似用灰色的染料轻轻地涂上一层，内有散在的丘疹，有时丘疹光亮，轻痒，常单侧发病。局部使用强效糖皮质激素软膏或松霜治疗，如地塞米松软膏、地奈德乳膏等，效果好。

208. 什么是光泽苔藓？

此病病因不明。常发生在儿童，夏季多见。皮损为银白色，肤色及淡红色的丘疹，圆形、坚实、发亮，丘疹互不融合，常密集成片，好发于阴茎包皮、肩、胸及腹部。病程很长，瘙痒严重时，局部可外涂强效糖皮质激素制剂。泛发严重的病例可内服抗组胺药或维 A 酸类药物，也可以选择补骨脂素光化学疗法（PUVA）、UVA/UVB 光治疗等。

209. 什么是扁平苔藓？

该病致病机制目前尚未完全明确，可能与活化的 T 细胞攻击基底层角质形成细胞有关。相关因素包括免疫、遗传、感染（相关性比较明确的是丙肝病毒感染）、神经精神因素、药物、慢性病、代谢和内分泌等。部分患者可合并自身免疫性疾病。扁平苔藓基本的皮疹是紫红色的多角形的扁平丘疹或紫红色扁平斑块，指甲大小。初起的皮损是紫红色，以后变为褐色。丘疹上有发亮的一层薄的鳞屑，呈灰色，内有多条细纹，不易刮除。用手搔抓丘疹数日之后，可以看到由该丘疹处开始沿抓痕的方向出现多个这样的丘疹，此现象就是接种现象，称同形反应或 Coborn 现象。扁平苔藓可以发生在躯干、四肢、龟头、口腔、口唇、面额及指（趾）甲。瘙痒明显。治疗可以外用药物强效糖皮质激素软膏、维 A 酸软膏或钙调神经酶抑制剂等，严重者可系统性应用维 A 酸类或糖皮质激素，以及免疫抑制剂。

210. 什么是硬化萎缩性苔藓？

硬化萎缩性苔藓，简称硬萎，这是一个病因不明的少见病，基本的皮损是陶瓷白色、黄豆大萎缩斑点，圆形，中央有一个角化性毛囊丘疹，边缘清楚，常多片皮损簇在一起。

发生在女阴部的硬萎，使阴道口、小阴唇及阴蒂黏膜变白，如发生在儿童则在青春期之后大部分人可以恢复正常；若发生在成人则不能恢复。硬萎的组织病理：毛囊角栓、表皮萎缩和真皮上部纯一化变性。局部应用糖皮质激素是最有效治疗手段之一，严重者可口服糖皮质激素、维 A 酸等。点阵 CO_2 激光、氨基酮戊酸（ALA）-光动力、富血小板血浆（PRP）等新技术在本病临床的协同应用中也可见良好效果。

211. 有哪些特殊类型的扁平苔藓？

（1）线状扁平苔藓。是紫红色扁平的丘疹排列成线状，下肢多见。

（2）环状扁平苔藓。是扁平丘疹扩大形似环状、多环状，紫红色，好发于龟头、冠状沟、包皮内面、阴唇、肛门、口腔等处。

（3）热带型扁平苔藓。是发生在前额、褐色、边缘线状隆起的硬币大小的斑。

（4）肥大型扁平苔藓。也称疣状扁平苔藓，发生在小腿前部和内踝处。

（5）大疱型扁平苔藓。是发生在足跟部无症状紫红色的水疱，此疱不隆起，用手推可知是厚的疱壁，实际上是表皮的分离，单侧为主。

（6）萎缩性扁平苔藓。黄褐色，中央萎缩，边缘微隆起似硬萎，但比硬萎大。

212. 什么是毛发苔藓？

毛发苔藓又称毛周围角化症或毛发角化症。本病是一种遗传性疾病。临床表现为上臂、大腿的外侧有密集的角化性丘疹，用手指触之有黄瓜刺样感觉，丘疹中心有一根毳发穿过，对称性分布。也常发生在面的两侧，红斑的上面有均匀的多发性的毛囊丘疹，常发生在细嫩皮肤的人。

213. 什么是小棘苔藓？

本病病因不明，常见于儿童的颈部、胸及腹部，是一片圆形的淡色斑，内有密集的黄瓜刺样的角化丘疹，触之硬。内服维生素 A、维生素 E，外用角质剥脱剂如 0.1% 维 A 酸软膏等治疗有效。

214. 什么是红皮病？

红皮病并不是某一特定的疾病，而是很多疾病的临床表现。它是以累及全身 90% 以上皮肤的泛发潮红和脱屑为特征的炎症性疾病。红皮病病因繁多，最常见的是湿疹皮炎（特应性皮炎多见）、银屑病、皮肤 T 细胞淋巴瘤和药物反应。另有病因不明的称为原发性红皮病。原发性红皮病的红斑通常起始于躯干，数天至数周内蔓延至全身，随之产生脱屑。继发性红皮病是在原先存在的皮肤病皮损的基础上产生红斑及脱屑。其共性是皮损弥漫潮红，表现为全身 90% 以上皮肤泛发性潮红、肿胀、渗液、增厚、浸润并大量脱屑。黏膜损害以急性期显著，表现为肿胀、充血、炎症等。

治疗红皮病需治疗原发性疾病。由于患者有严重的系统症状，且红皮病的并发症有时可危及生命，所以必须及时对症治疗，包括营养支持、保持水电解质平衡、纠正低体温、缓解瘙痒、防治继发感染等。

 ## 215. 多形性红斑的临床表现有哪些？

多形性红斑的皮损有两种，一种是紫红色水肿性斑，圆形、硬币大小、中央可以有一个水疱。另一种是紫红色的丘疹、丘疱疹及水疱。多形性红斑主要发生在四肢的远端如手指、手掌、手背及足部，也可以发生在手腕部、面部、耳部，躯干发生者少。大疱型多形性红斑和重症多形性红斑是药疹的一部分。

 ## 216. 什么是天疱疮？

天疱疮是表皮细胞松解引起的自身免疫性水疱性疾病。多发生于30~60岁的成年人。根据临床表现分为四型。

（1）寻常型天疱疮。是比较常见的，但又是较重的一型。常先出现的是口腔黏膜的糜烂，不易愈合。几个月后突然正常皮肤上出现豌豆至蚕豆大的水疱，水疱壁松弛，容易破裂，形成红色糜烂面，黄痂，不断向周围扩大，外观似脓疱疮或溢脂性皮炎的继发感染。水疱发生在头面、颈、腋、股部等处，也可以发生在躯干部。

（2）增殖型天疱疮。此型天疱疮的发生部位与寻常型相同，更常发生在黏膜或皮肤黏膜处，如口腔、鼻腔、阴唇、龟头、肛门等处黏膜。另外腋、股、脐窝也是常见部位。初起是松弛性水疱，似寻常型天疱疮，很容易破裂。形成糜烂面后便在其上增生，发展成疣状物，不像寻常型天疱疮那样不断地向周围扩大。这种疣状、乳头状物在舌、腋、腹股沟处明显。疣的底部为红色，其上为灰白色，有痂。

（3）落叶型天疱疮。此型的特点是发生在头面部或躯干部，很少见到水疱，见到的是比较多、厚的鳞屑和痂皮。

（4）红斑型天疱疮。此型常见。损害主要发生在溢脂区，如头、面、胸及背部，极少发生在口腔。面部的损害见不到水疱，是两面颊部大片的红斑，上面有较厚的痂皮，胸背部开始是散在的、指甲大的红斑，上面出现米粒大的水疱，水疱逐渐扩大，接近红斑面积，红斑逐渐增多，有的相互融合成片，由于水疱很容易破裂，融合的红斑上见到的不是水疱，而是渗液性痂皮，但是在大片的红斑之间仍然见到新的水疱，没经治疗的水疱一般多于 10 个。不痒，不发热。

217. 什么是大疱性类天疱疮？

大疱性类天疱疮又称类天疱疮，是一种自身免疫性皮肤病。皮损是紧张性大疱，触之饱满，不像天疱疮的水疱松弛。好发于腹股沟、腋及臂部的屈面。大疱破裂后，易于愈合。该病好发于老年人，预后较好。病程迁延，多数患者病情较轻，部分病例可自行缓解，但易反复发作。外用糖皮质激素和抗生素预防感染，泛发性的大疱性类天疱疮口服糖皮质激素和免疫抑制剂治疗效果良好。

218. 什么是儿童大疱性皮肤病？

本病又称儿童线状 IgA 大疱性皮肤病，主要的损害是大疱。大疱常出现在正常的皮肤上，呈环状排列，环的中心是糜烂和结痂，愈后不留瘢痕，有色素斑。好发于脐周、下腹部、股部、外阴部及口周部。

治疗儿童大疱性皮肤病需注意水、电解质状况和全身恶病质转变，及时给予相应处理。根据皮肤、黏膜损害的部位和状况，选择外用糖皮质激素、抗菌药。对轻度患者，氨苯砜为首选。四环素、烟酰胺、雷公藤多苷等单用或联合少量糖皮质激素治疗。

219. 什么是家族性慢性良性天疱疮？

家族性慢性良性天疱疮在 1939 年首先由 Hailey 兄弟报道，故又名 Hailey-Hailey 病，是一种少见的常染色体显性遗传病。其特征是成群含清澈液体的松弛性小水疱，发生于正常皮肤或红斑上，且很快变得混浊，水疱易破裂，留下糜烂面及痂皮，并可以中央消退而向周围发展，病程缓慢，经反复发作后形成软而扁平、潮湿的增殖性损害，往往因为没有瘙痒，患者没有注意、没有及时来诊，所以医生见到的是片状糜烂。

220. 什么是黄色瘤病？

黄色瘤病是一组脂类代谢障碍性疾病，含脂质的细胞局限性地存积于真皮或肌腱等处形成各种黄色瘤——黄色、橘黄色或棕红色的丘疹结节或斑块，也可侵犯内脏器官，伴血脂异常及出现相应的临床症状而成为黄色瘤病。黄色瘤与血脂增高有关，可以分为原发性和继发性两类。临床有发疹性黄色瘤、结节性黄色瘤以及睑黄疣等。

（1）发疹性黄色瘤。为小的柔软的黄色丘疹，具有骤发的特点，可自行消散，以臀部和四肢伸侧多见，均伴有高乳糜微粒血症。

（2）结节性黄色瘤。初为橘黄或棕黄柔软的小丘疹或结节，可融合或增大为斑块，并随纤维化增加而变硬，好发于全身的伸侧部位，单个或成群，有血浆胆固醇和甘油三酯增高，可伴发动脉硬化性血管病，它也可发生于肌腱、韧带和筋膜等处，此时称之为腱黄色瘤。

（3）睑黄疣。也称扁平黄疣，此病常见于 40 岁以上的人。刚开始发病是在上眼睑的内侧见橘黄色或橘红色、有时铁锈色的斑点，米粒大。一般经过 3~5 年的时间变为指甲大小。多数的患者不再发展。部分患者的黄斑片继续发展到整个上眼睑、部分下眼睑和眼内外角处。多次的冷冻治疗可以缓解，激光治疗有效，手术治疗有效。

221. 什么是淀粉样变性？

这是一种类似淀粉样的物质沉着于组织内引起的皮肤和内脏的病变。淀粉样物质是一种球蛋白和黏多糖复合物，因为它与碘作用之后出现淀粉与碘反应的类似结果，因此而得名，但其实质与淀粉无关。淀粉样变性分为原发性、继发性、合并骨髓瘤性、家族性、局限性（指心脏、血管、甲状腺）和皮肤淀粉样变性。

222. 什么是原发性皮肤淀粉样变性？

原发性皮肤淀粉样变系 1928 年由 Gutmann 首先报道，最常见的为寻常型，依皮损的不同发展阶段可分为苔藓样淀粉样变、斑状淀粉样变等。

苔藓样淀粉样变又称苔藓样淀粉样病，是最常见类型，多见于中年人，两性均可发病。皮损对称性位于小腿胫前，其次累及背部，也可波及大腿和前臂等处。早期是针头大褐色斑点，以后变成质硬、蜡样光泽的丘疹，表面粗糙，角化过度或有少量的鳞屑，顶部有黑色角质栓，剥去后留有脐状凹陷。早期皮疹散在分布，以后密集成片，但是不融合，小腿或背部皮疹呈念珠状排列有诊断意义。在成片皮损的边缘仍然可以见到一些散在的褐色丘疹，剧烈瘙痒。长期的搔抓使丘疹融合成片，表面呈疣状，似慢性单纯性苔藓。

223. 什么是卟啉病?

卟啉病,原名血紫质病,是血红素生物合成过程中因某些酶的先天性缺陷致使其中间产物卟啉和/或卟啉前体的产生和排泄增多,并在体内积聚而产生的一组以光敏性皮肤损害为主要表现的疾病。主要临床特征为光敏性皮损、消化道症状和神经精神症状等。根据卟啉前体或卟啉产生的原发部位,分为红细胞卟啉病和肝性卟啉病两大类。红细胞卟啉病分为先天性红细胞生成性卟啉病、红细胞生成性原卟啉病和 X 连锁铁粒幼细胞性贫血。肝性卟啉病分为急性间歇性卟啉病、δ-氨基酮戊酸脱水酶卟啉病、遗传性粪卟啉病、变异性卟啉病、迟发性皮肤卟啉病和肝性红细胞生成性卟啉病。较为常见的是迟发性皮肤卟啉病和红细胞生成性原卟啉病。

224. 什么是迟发性皮肤卟啉病?

迟发性皮肤卟啉病是最常见的卟啉病。其病因是由于尿卟啉原脱羧酶缺乏使尿卟啉积聚而发病。多见于 20～60 岁成人,特点为光敏性皮疹和皮肤脆性增加。皮疹好发于暴露部位,表现为无红晕的水疱、大疱、血疱,疱壁破后形成糜烂、结痂或浅溃疡,愈后遗留瘢痕、粟丘疹、色素减退或色素沉着。受累部位皮肤脆性增加,轻微外伤可导致多发无痛性红色糜烂。

225. 什么是红细胞生成性原卟啉病?

此病是第二常见的卟啉病,多为常染色体显性遗传。因亚铁螯合酶活性低下,导致原卟啉 IX 大量积聚而发病。多于 2～5 岁起病,显著的疼痛性光敏反应为此病特征。患儿在日晒 5～30 分钟后,于面、耳、手背等暴露部位出现明显的烧灼痛和瘙痒，患儿常因疼痛明显而哭叫。数小时后，局部出现水肿性红斑或风团，严重者可出现丘疹、水疱、紫癜、血疱，破后形成糜烂、黑色厚痂或奇特的线状痂。反复发作后呈湿疹样、苔藓样改变。鼻、颊、手背、掌指关节等处常留有虫蚀状或线状浅表萎缩性瘢痕，或呈蜡样增厚。耳缘可有萎缩，口周有放射状萎缩性纹理。指（趾）甲变白、甲分离或脱落。一般无全身症状。过多的原卟啉排入胆囊，可继发胆囊炎、胆囊结石、肝功能损害。

 ## 226. 什么是黏液性水肿？

黏液性水肿是由甲状腺功能不全、甲状腺素缺少导致黏蛋白沉积在真皮的疾病，也称泛发性黏液性水肿、真性黏液性水肿。该病通常起病缓慢，早期有乏力、疲劳、体重增加、畏寒，继而嗜睡、反应迟钝，出现特征性的症状如声音变低而粗，腹胀，便秘，面色蜡黄，性欲下降，不孕不育，月经紊乱等。出现苍白或蜡黄色皮损，非凹陷性肿胀，有时双下肢可有凹陷性水肿。治疗该病需积极治疗原发病。

227. 血管炎是一种什么病？

人体的血管壁分内、中、外三层，不管是哪层，常常是内层，受到感染、药物、食物、变性、免疫等因素的作用而发生炎症的称之血管炎。血管炎的病程在组织病理学上是变质、渗出和增生的过程。以中性粒细胞浸润和该细胞的破碎形成的所谓核尘物质是血管炎的主要表现。血管炎的分类可以根据血管的大小分类，也可以根据临床表现分类或浸润的细胞分类。

228. 什么是纤维蛋白样变?

纤维蛋白存在于血管内,当血管发生炎症时,它就可以通过发炎处的血管向外渗出,渗出到血管外之后,由于环境的变化产生变性,形成碱性物质,与血管周围的基质中的酸性黏多糖发生酸碱反应,在真皮内均匀分布的结缔组织之间沉积下来,用 HE 染色,有强的嗜伊红均匀的物质,类似于纤维蛋白,所以称之为纤维蛋白样变性。

229. 什么是色素性紫癜样皮病?

色素性紫癜样皮病是一组因含铁血黄素沉积所致以红细胞外渗到皮肤为特征的慢性疾病,又称色素性紫癜性皮疹、毛细血管炎,包括进行色素性紫癜样皮病、色素性紫癜性苔藓样皮炎、毛细血管扩张性环状紫癜等。病因不明,静脉高压、运动、重力作用、毛细血管脆性增加、局灶性感染和化学物质的摄入等均可诱发。其中药物是最常报道的诱发因素。

进行色素性紫癜样皮病的特点是小腿出现铁锈色的似胡椒面样的紫癜,似均匀地洒在小腿的前部,不痒,压之不退色,病程 3~4个月。

230. 什么是过敏性紫癜?

该病是机体对某种物质过敏导致全身小血管受损而引起的以紫癜为主要症状的出血性疾病。这些过敏原见于上呼吸道感染的溶血性链球菌或病毒,药物中的青霉素、链霉素、水杨酸,食物有牛奶、海鲜,农药及虫咬等。常见于 3~15 岁的男性,特别是 5~9 岁最常见。根据主要症状的表现,临床可分单纯型(皮肤型)、关节型、胃肠型、肾型等四类。这四种类型过敏性紫癜在临床上常常是两种或两种以上同时存在。

231. 什么是单纯型紫癜？

单纯型紫癜也称皮肤型紫癜，仅发生在皮肤，是临床上最轻的一种。起病突然，双小腿前部为主，有时也可以发生在臂部、臀部，少有发生在腹部的。豆粒大小的斑丘疹呈紫红色、黑紫色，其颜色很像手指被门缝挤压后的瘀血斑，由于用手压之不退色又称之紫癜。紫癜密集的分布。患者不发热。皮损一批一批的出现，一批皮损持续约两周。有的患者仅出现一批皮损就治愈了，有的患者出现几批皮损，以后的每一批皮损都比前一批要轻。部分患者的紫癜持续数月、数年。单纯性紫癜没有血疱和溃疡。

232. 什么是关节炎型紫癜？

关节炎型紫癜发病前常有咽痛、发热及全身不适的症状。皮损主要是紫癜斑，也有风团、血疱、溃疡，疼痛轻，主要发生在小腿，对称性分布，小腿下部常见水肿。以膝、肘、踝及腕关节疼痛为多见，严重的可引起关节变形。

233. 什么是胃肠型紫癜？

胃肠型紫癜除有紫癜、风团、血疱、溃疡之外，还有腹部症状，常见的仅是脐周疼痛，疼痛与发疹时间一致。腹部症状明显的表现是便血，有时便血很多，一天 2~3 次，有人出现肠穿孔。轻的病程与单纯型紫癜相同，重的反复发作。极少数的患者有腹部症状，却没有皮损。

234. 什么是肾型紫癜?

肾型紫癜除皮肤上有紫癜、水肿、血疱、溃疡之外，还有肾脏损害，常见的是蛋白尿、管型尿、血尿，一般病程数周至数月，易复发转为慢性。一般讲紫癜肾炎的预后是好的，有统计蛋白尿 3 个月内消退 50%；一年内消退 84%；两年内消退 89%；2 年以上约 10% 的患者发生肾衰竭，成人的肾衰竭较儿童多见。

235. 过敏性紫癜如何治疗?

由药物引起的过敏性紫癜应立即停止接触致敏药物，并避免再次接触。如有明显感染应给予有效抗生素。治疗潜在的疾病。去除病因，应用抗组胺类药物，维生素 C、芦丁作为辅助剂应用。腹痛者皮下注射阿托品等解痉剂；水肿、尿少者可用利尿药等；急性肾功能不全者可用腹透和血透；有脑部并发症者可用大剂量激素、甘露醇等。糖皮质激素对单纯型和关节型有效，能减轻急性期皮肤和肠道出血及水肿，缓解腹痛及关节痛。免疫抑制剂主要适用于肾型，如硫唑嘌呤、环磷酰胺。雷公藤对肾型疗效很好，复发后再用雷公藤仍有效。糖皮质激素合并免疫抑制剂治疗，适用于尿异常持续 7 个月以上者。皮肤局部紫癜、水疱、溃疡可局部一般处理。

236. 什么是变应性皮肤血管炎?

变应性皮肤血管炎是免疫复合物引起的真皮毛细血管和小血管的坏死性的炎症，是皮肤科最常见的血管炎。儿童和成人均可累及，以青年女性多见。病因是免疫复合物沉积于血管壁上并激活补体，产生许多炎症介质，进一步导致血管内皮损伤。可能的致病因子包括感染、异种蛋白及药物、化学品等。临床特点包括下肢斑丘疹、丘疹、可触及性紫癜、风团、结节和溃疡等。可伴有发热、乏力、关节痛、血沉增快、内脏损害等。

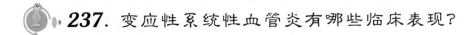

237. 变应性系统性血管炎有哪些临床表现？

变应性系统性血管炎除有皮肤型的表现之外，还有内脏的损害。常见的是肾脏，轻者蛋白尿和血尿，严重的因肾衰竭而死亡。关节损伤多见于膝、踝、腕和指关节，轻者疼痛，重者关节炎，愈后无畸形。胃肠损伤时腹痛，严重时溃疡、出血。肺部X线拍片有片状的阴影，示胸膜炎。心脏损害时可发生心肌梗死、心包炎。神经受损时表现头痛或脑出血。眼的损害是视网膜出血。病程的长短与接触抗原的次数有关，若一次性接触抗原，比如注射破伤风抗毒素的药物，不再使用，约一个月自愈。若是链球菌引起的扁桃体炎诱发的血管炎，每次感染之后都会发作。预后取决于受损脏器的程度。

238. 什么是白塞病？

白塞病即贝赫切特综合征，是以口腔溃疡、外生殖器溃疡和虹膜炎三联综合征为特征的疾病。该病首先由土耳其皮肤病学家贝赫切特于1937年报道，也称眼-口-生殖器综合征，也可出现多系统病变。主要为成年人发病，最常见于30~40岁成年人。有时也可见于儿童。男性发病率高于女性，病情更重。该病病因尚不明确，有感染学说、自身免疫学说、遗传学说。

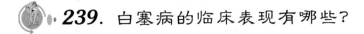

239. 白塞病的临床表现有哪些？

白塞病主要临床表现如下：

（1）口腔溃疡。约 70% 的患者有口腔溃疡。分布在舌尖、舌缘、牙龈、上下唇的内面，溃疡为圆形，米粒、豆粒大，深浅不一，内有黄色覆盖物，周围红晕，几周愈合。初起疼痛明显，以后反复发作不明显。

（2）生殖器溃疡。见于包皮内面，包皮系带的周围，阴囊、阴道、阴唇和尿道口周围的黏膜。溃疡似口腔溃疡，疼痛明显。

（3）眼部的症状。不如上述的两个症状发病率高，常见的是结膜炎、角膜炎。

除上述三个主要的症状之外，皮肤上发生毛囊炎的机率比正常人高，好发于头面、胸背及阴部。毛囊炎细菌培养阴性，抗生素治疗无效。小腿有结节性红斑。约 60% 的患者有关节炎。10%～20% 的患者有胃肠溃疡、腹痛、腹胀。

240. 什么是 Sweet 病？

Sweet 病也称急性发热性中性粒细胞性皮病，此病好发于中年女性，病因不明，可能是对细菌、真菌等感染、外伤、日晒、药物等的过敏性反应引起的血管炎。此病发生突然，先有发热、关节疼痛，4～7 天后面部的颧部、手腕的伸面为主出现红色丘疹，向四周扩大形成红色、紫红色或棕红色扁平隆起的斑块，直径 2～3cm、口杯大，个别的占前臂长的 1/2，边缘明显的隆起，由一个个的大小不匀的硬的丘疹构成环状，此丘疹也称假水疱，是诊断的重要证据。斑块的中心可以有皮屑、丘疹、水疱、脓疱，有灼痛。1～2 个月可以自行消退，常反复发作，激素治疗有效也是诊断的有利条件。

241. 什么是白色萎缩？

白色萎缩也称节段性透明性血管炎。最常见的病因是慢性静脉功能不全，毛细血管内压增高，外伤后毛细血管内可形成栓塞或破裂出血，引起皮肤改变。常见部位是女性小腿或足部，早期呈疼痛性紫癜性损害，散在或环状分布，可融合呈瘀斑，其中央可见水疱或结黑痂，瘀斑下为浅溃疡，愈合后遗留平滑的小的星状象牙白色瘢痕，其上可有毛细血管扩张，周围常有含铁血黄素沉积留下的色素沉着。部分网状青斑患者可进一步发展为白色萎缩。

242. 什么是持久性隆起性红斑？

持久性隆起性红斑是以四肢伸侧多发性、对称性持久性暗紫红色斑块或结节为特点的皮肤病。该病反复发作、呈慢性过程，常见于成人，较少见。病因和发病机制不明。好发于30~50岁，多见四肢的伸面，初起是无痛性，蚕豆大、鲜红色的结节，以后转为紫红色或略带黄色斑块，直径可达6cm，呈环状，但此环的边缘较宽，隆起似江堤样，可持续几年后自行消退，消退后留有色素斑。

243. 脂膜炎可分为哪几种类型？

皮肤内的皮下脂肪层发生炎症称为脂膜炎，是一组临床表现为皮下结节或斑块的疾病。根据炎症发生部位分为：①炎症发生于皮下脂肪间隔者称间隔性脂膜炎；②炎症发生于脂肪小叶者称小叶性脂膜炎；③同时具有间隔性脂膜炎和小叶性脂膜炎的称混合型脂膜炎；④如果存在血管炎称伴血管炎脂膜炎。

244. 什么是结节性非化脓性脂膜炎？

该病又称韦伯-克里斯琴脂膜炎，原发于脂肪组织，以多发性、对称性的成群的皮下脂肪层炎性硬结或斑块伴反复发热为特征的急性或亚急性炎症性疾病。皮下结节是此病的主要症状，数目不定，触之柔软，境界清楚。结节始于皮下，向上发展可轻度隆起于皮面，表面皮肤潮红、略水肿，常成批发作，对称分布。

245. 什么是化脓性肉芽肿？

这是由于皮肤外伤之后，引起局部的毛细血管增生所致。可见于任何年龄，好发于青少年，女性比男性多。可见于任何部位，但多见于指、面部。早期损害为鲜红色或暗红色小丘疹，缓慢或迅速增大，形成有蒂或无蒂结节，直径 0.5~1cm，表面光滑或呈小分叶状。质软、易出血，轻微创伤即可引起，可出现坏死、溃疡和结痂。一般无自觉症状，无压痛。

246. 什么是环状肉芽肿？

发生于真皮或皮下组织的以肤色、红色或紫红色环状丘疹或结节为特征性皮损的慢性炎症性疾病。环状肉芽肿好发于面及手背部。病因不明，可能与外伤、虫咬、感染、紫外线、药物、内分泌和遗传等因素有关。约50%患者皮损可在数周至数年内自行消退，此病有较高的复发率，部分患者皮损可持续数十年。

247. 什么是结节病？

本病是一种病因和机制都不明确的皮肤和内脏肉芽肿损害。目前认为是细胞免疫功能低下引起。本病除肾上腺以外的器官或组织都会发病。常发病的部位是皮肤、肺、淋巴结、肝脾等。皮肤的表现是多种多样的，常见的有以下几种类型。

（1）丘疹型。常见于眼睑、面颊部，紫红色绿豆大的丘疹或结节，不疼不痒。

（2）冻疮样狼疮型。常发生在耳、鼻及手背部。紫红色或紫褐色的浸润性斑块，时间久了中心出现褐色萎缩，冬季加重。不疼不痒。

（3）斑块型。常见于四肢、肩部、臀部。病变是紫红色、褐红色的浸润性斑块，可以呈环状，或斑块上出现结节，不疼不痒。

248. 什么是类脂质渐进性坏死？

类脂质渐进性坏死是糖尿病的皮肤表现，常见于 30～40 岁女性糖尿病的患者。小腿前面暗红色坚实的丘疹，渐向周围扩大成圆形斑块，边缘清楚，轻微隆起，暗红色或紫红色，中央轻微凹陷。病程缓慢，无瘙痒或疼痛。也可见于腹部。组织病理与环状肉芽肿相似。

249. 红斑狼疮与日光有什么关系？

日光中的紫外线分为短波紫外线（UVC），波长 200～290nm；中波紫外线（UVB），波长 290～320nm；长波紫外线（UVA），波长 320～400nm 。UVC 对人或微生物的损伤或杀伤力最强，但是一般均被地面大气层所吸收，因此到达地面的波均在 290nm 以上。UVB 对人体产生的是非免疫性的光毒反应，也就是说不论任何人晒太阳之后，日光中的 UVB 都会使人的皮肤出现红斑，因此称 UVB 是晒斑光谱。UVA 也称黑光，仅在人皮肤上存在光敏物质的情况下出现免疫反应。

那么红斑狼疮的患者身上是否存在光敏物？临床中确实也经常见到某年青女性经过日光的暴晒如游泳、郊游之后，面部出现水肿性的蝶形红斑，而发生典型的 SLE。基于这个事实，人们做了一些实验，认为有几个可能，第一个可能是紫外线使皮肤细胞核中的 DNA 变性成为抗原，刺激体内的免疫系统产生抗体。正常人有修复变性 DNA

的作用，使它不成为抗原，而红斑狼疮的患者这种修复能力低下，不能遏制住这个环节。第二个可能是紫外线使皮肤表皮的细胞受到伤害之后，表皮的细胞核就暴露出来，红斑狼疮素质人的体内已经存在的对抗该细胞核的抗核抗体就会有机会与细胞核作用引起免疫反应。

250. 药物可以引起系统性红斑狼疮吗？

药物可以引起系统性红斑狼疮（SLE）。这些药物有普鲁卡因酰胺、肼苯达嗪、口服避孕药物、苯妥英钠、青霉素、青霉胺、灰黄霉素、链霉素、异烟肼、对氨基水杨酸、利血平和磺胺药。药物引起的过程，可能是药物和体内的蛋白质结合形成抗原，引起免疫反应而发病。也可能这些药物是光敏性物质，服用后通过血液弥散在皮肤内，经日晒后这些物质吸收紫外线后引起皮肤的损伤，损伤的表皮细胞形成抗原，然后引起免疫反应而发病。

251. 盘状红斑狼疮有哪些临床表现？

盘状红斑狼疮在慢性皮肤性红斑狼疮中最常见，与紫外线照射密切相关，主要影响暴露在阳光下的皮肤。好发于面颊部、鼻、耳郭、口唇及头顶部，境界清楚，略有浸润的暗红色斑块，表面有粘的很紧的鳞屑，通常不痒，一般呈硬币形状。下口唇部见到的是灰白色的糜烂和紫红色斑，边界不清。

252. 亚急性皮肤红斑狼疮有哪些临床表现？

亚急性皮肤红斑狼疮（SCLE）是红斑狼疮的一种特殊的中间类型，有两种皮损表现，一种是丘疹或红斑上面有鳞屑，称为鳞屑性红斑。另一种皮损是环状损害，边缘水肿，隆起，或几个环成连环状。

好发于面部，不痒，均为红色。此型较多的皮损者可以转变为系统性红斑狼疮（SLE）。

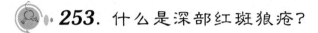

253. 什么是深部红斑狼疮？

深部红斑狼疮也称深在性红斑狼疮或狼疮性脂膜炎。此型红斑狼疮的皮肤损害比盘状红斑狼疮（DLE）、亚急性皮肤红斑狼疮（SCLE）和系统性红斑狼疮（SLE）的皮肤损害部位深，不是位于真皮的中上部，而是位于真皮的下部和皮下脂肪层组织。所以临床上见到的是不隆起的皮内结节，杏核、桃核甚至苹果大小，触之疼痛，表面皮肤正常色或红色。好发于臀部，其次为面颊部。此型皮损常与其他型红斑狼疮合并出现。

254. 系统性红斑狼疮有哪些临床表现？

系统性红斑狼疮（SLE）是多系统受累的疾病，好发于 15～45 岁育龄期女性。早期症状中最常见的为关节痛、发热和皮疹。最常受累的器官和系统是关节、皮肤、血液、肺、肾和中枢神经系统。几乎所有患者均有关节症状。晨僵和关节痛最常见，可伴关节红肿，但关节畸形不多见，好侵犯四肢大小关节。肌炎和肌痛也较常见。少数患者可出现缺血性骨坏死。80%～90% 的患者出现皮损。面部蝶形红斑是 SLE 的特征性皮损，好发于鼻颊部，为对称蝶形分布的水肿性红斑，日晒后加重，伴瘙痒或灼热感。皮损持续时间短，消退后没有瘢痕。病情活动时患者常有弥漫性脱发或狼疮发。黏膜损害主要表现为口腔溃疡。肾脏损害是 SLE 最常见和最严重的内脏损害。可表现为肾炎或肾病综合征。

255. 皮肌炎有什么特点？有哪些临床表现？

皮肌炎是自身免疫性结缔组织病，受损害的肌肉是横纹肌，其特点是肌肉呈进行性的坏死，在肌肉发病的同时也有皮肤和内脏的病变。

皮肌炎的临床表现主要是皮肤和肌肉的症状，另外还有心脏和食管的表现。

（1）皮肤特征性的表现：有两点，一是双上眼睑出现进行性加重的紫红色水肿性斑，不痒。二是四肢关节的伸面如膝、踝、肘、掌指关节和指间关节的伸面出现紫红色的紫癜性丘疹，丘疹相互融合成紫红色的斑块，日久之后斑块内出现毛细血管扩张、色素沉着及萎缩，此种表现称 Gottron's 征（高登征）。还有一种表现虽然不是特征性的，也是常见的表现，就是胸前上部露出的部位出现白斑、褐色斑、毛细血管扩张和萎缩，称之 Civatte 皮肤异色症。

（2）肌肉表现：大肌群进行性的肌无力，如上肢肌群的表现是开始提水桶困难，以后提水壶困难，再往后是抬臂梳头困难。下肢肌群开始是上楼梯困难，以后是蹲下后站立困难，再往后是行走困难。

（3）心脏表现：心肌炎。

（4）食管的表现：食管扩张、蠕动慢，表现为吃馒头等哽噎。

 256. 硬皮病的定义及特点是什么？

硬皮病是以皮肤局部或广泛变硬为特点的结缔组织疾病，严重者可累及内脏器官，包括心、肺、肾、胃肠道等。多发于 20~50 岁的女性，男女比例约为 1：3。硬皮病呈慢性过程，典型的皮肤损害依次经历肿胀期、浸润期和萎缩期 3 个阶段。根据其累及范围，分为局限型硬皮病和系统型硬皮病两型。

257. 什么是局限型硬皮病？

局限型硬皮病也称硬斑病。常见的有斑块型、带状型、节段型、泛发型。

（1）斑块型。最常见，单发或多发，呈圆形，直径 1～30cm 不等，可以相互融合成不规则形状。触之硬，表面光滑，中央淡黄色，边缘紫红色。

（2）带状型。似一条宽窄不一的带子，主要分布在头前额部、上肢、下肢及胸部。皮损多为单发，单侧分布。表现是皮肤、皮下脂肪及部分肌肉萎缩，肢体的表现为肌腱挛缩和关节的强直，疼痛。在儿童可以引起生长发育障碍。皮损是黄褐色、灰白色，有地板蜡样的光泽。头部的皮损往往始于头顶的前部，中线偏一侧，左侧为多，向下经前额或止于前额，或再向下止于鼻梁的根部。皮肤萎缩、凹陷，呈褐色，似刀砍样外观，所以也称为剑伤型硬皮病。

（3）节段型。硬皮病发生在面部的一侧，引起面部萎缩。有的时候剑伤型硬皮病、面部偏侧萎缩和节段型硬皮病并发，引起头额、鼻内侧、面颊部皮肤及皮下组织的萎缩，同侧舌也可以萎缩。

（4）泛发型。是本病中最严重的一型，皮损广泛分布，几型局限型硬皮病同时存在。多见于儿童。

258. 系统型硬皮病有哪些临床表现？

系统型硬皮病也称进行性系统性硬化病，此型除皮肤的损害之外，主要是内脏的损害。皮肤可以分为水肿、硬化和萎缩三期。

（1）水肿期。皮肤水肿变厚，皱纹消失、白色，触之皮肤发凉，有可凹性水肿。皮损从肢端向中心发展，如手足部的向前臂和小腿发展，面部的向颈部及胸背部发展。

（2）硬化期。在水肿期过去之后，皮肤变硬、表面褐色，有蜡样光泽，不能用手捏起。手指不能完全弯曲，鼻硬化使鼻变小，口周硬化使张口后的直径变短，加上面部的皮肤硬化且呈褐色，面部表情消失，形成特殊的面容，称之硬皮病面容，往往这是诊断系统性硬皮病最早、最方便的证据。

（3）萎缩期。皮肤萎缩变薄如羊皮纸样，甚至皮下组织及肌肉也发生萎缩。

除硬皮病皮肤的上述三期的表现之外，还有如下的表现。①雷诺现象，就是指手指遇冷之后先出现变紫，然后变白，继而慢慢恢复正常肤色的一种表现。钙质沉积在手指关节，破溃后有石灰样物排出皮肤。关节红肿、变形。舌系带萎缩、变短、发白。食管硬化萎缩出现吞咽困难、呕吐、上腹部胀。②肺广泛性的间质性纤维化，引起咳嗽和进行性的呼吸困难，往往因感染而死亡。

259. 干燥综合征有哪些临床表现？

干燥综合征是外分泌腺受累致分泌减少引起干燥的自身免疫性疾病，又可称为口、眼干燥、关节炎综合征，或称 Sjögren 综合征。该病 1933 年由 Sjögren 首先记载，以眼干、口干为主要表现，好发于40~50 岁女性。单纯有眼干、口干症状的称为原发性干燥综合征；伴随硬皮病、类风湿关节炎、系统性红斑狼疮或多发性肌炎等结缔组织疾病发生的，为继发性干燥综合征。本病病程长、进展缓慢，其主要临床表现如下。

（1）干燥性角膜、结膜炎。为泪腺病变及泪液分泌减少所引起，表现为眼干无泪、异物感、烧灼感、视物模糊和眼痒等。

（2）口腔干燥症。有口干、口腔内烧灼感、唾液减少、咀嚼和吞咽困难，腮腺肿大和轻痛、唇炎和口角糜烂等症状。

（3）关节症状。70%~80%有关节痛，约半数伴发类风湿关节炎。

（4）皮肤症状。包括皮肤干燥（由于汗腺分泌障碍所致）、外阴干燥、高丙球蛋白血症性紫癜，并可有毛细血管扩张、雷诺现象、脱发、慢性荨麻疹和结节性红斑。

（5）可侵及内脏器官。50%以上有一个或数个系统受累的表现。包括肝、脾、淋巴结肿大，干燥性鼻炎或咽喉炎、食管炎、萎缩性胃炎、间质性肺炎、胸膜炎、肺纤维性变、慢性胰腺炎感觉神经病变等。40%有肾损伤，其中以肾小管性酸中毒为多。

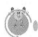 ### 260. 什么是重叠结缔组织病？

重叠结缔组织病是指在一个患者身上同时存在两个或两个以上的结缔组织病，如系统性红斑狼疮和硬皮病重叠，系统性红斑狼疮与干燥综合征重叠，系统性硬皮病与皮肌炎的重叠。

 ### 261. 什么是痤疮？

痤疮是一种常见的皮肤病，高发人群为青少年，是毛囊皮脂腺单位的慢性炎症性皮肤病，临床上以粉刺、丘疹、脓疱、结节及囊肿为特征，好发于颜面、胸背部，易反复发作。遗传、雄激素诱导皮脂异常分泌、毛囊皮脂腺导管角化异常、痤疮丙酸杆菌增殖、免疫炎症反应等多种因素均与痤疮发生相关。

 ### 262. 痤疮分为哪些类型？

根据临床表现可分为以下类型。

（1）寻常痤疮。疾病初期常常表现为非炎性的白头或黑头粉刺，毛囊性半圆形丘疹，中央可见凹陷或黑色角质栓，特别是白头粉刺易进展为炎性丘疹或脓肿。痤疮常常发生在面、胸和背等皮脂溢出部位。

（2）暴发型痤疮。其发病机制与寻常痤疮不同，推测是机体对表皮菌群的Ⅲ型或Ⅳ型变态反应，导致发热、关节痛等全身症状。患者临床表现为发病突然，以面部及胸背部为主的炎性丘疹和脓疱，聚集成片，伴发热、多关节痛和肌肉酸痛等全身症状。

（3）聚合性痤疮。是痤疮中最严重的一型，多数患者有家族聚集性，包括皮疹以黑头粉刺及炎性结节、囊肿和窦道为主；分布广泛，除头面部和胸背部外，四肢近端、臀部甚至皱褶部位均可受累；病程长，多数患者青春期发病，更年期后才逐渐减轻。

（4）新生儿痤疮。痤疮样皮疹可发生于新生儿和婴儿时期，发生于出生数天后，表现为红丘疹和针尖大小脓疱，主要分布于鼻部和两侧面颊部。皮疹多是来自母体的雄激素所致，常可以自行消退，不需处理。

（5）热带痤疮。发生于潮热的热带环境中，表现为寻常痤疮复发加重，皮损以脓疱和深在炎性结节为主，分布于躯干和臀部。系统应用抗生素和患者处于凉爽干燥的环境中均有利于皮损好转。

（6）药物性痤疮。口服和外用糖皮质激素可引起毛囊炎，表现为单一形态的炎性丘疹，很少有黑头粉刺、囊肿和瘢痕，主要分布于肩背部和上臂。服用含卤素族类的药物、抗癫痫药物、锂制剂和雄性激素类药物也可引起痤疮样发疹。

 263. 痤疮可用哪些外用药物治疗？

（1）维 A 酸类药物。可作为轻度痤疮（以粉刺为主）的单独一线用药、中度痤疮的联合用药以及维持治疗。

（2）过氧化苯甲酰。是炎性痤疮首选外用抗菌药物。

（3）抗生素。包括红霉素、林可霉素及其衍生物克林霉素、氯霉素、夫西地酸等，适用于丘疹、脓疱等炎性皮损，但因抗生素的耐药性，故不推荐作为抗菌药物的首选，可与过氧化苯甲酰、维 A 酸类或者其他外用药物联合应用。

（4）壬二酸、水杨酸等。也具有抗炎作用。

（5）化学剥脱药物。如水杨酸、果酸及复合酸等，可减少痤疮皮损，用于轻中度痤疮的治疗。

（6）益生菌。作为一种外用或口服产品，在控制痤疮方面也具有一定的疗效。

264. 痤疮患者如何进行皮肤护理？

在医学治疗和合理饮食基础上，采用恰当的医学护肤方法，有辅助治疗作用。如含有硫磺等成分的产品，可以抑制油脂分泌，并起到抑菌作用；含有水杨酸、果酸等成分的产品，可以适当剥脱皮肤，维持正常的细胞代谢周期；含有抗菌肽等成分的产品，可以抑制金黄色葡萄球菌、痤疮丙酸杆菌等。

注意选择具有保湿、修复皮肤屏障作用的产品。正确选择和使用护肤品是痤疮基础治疗的方法之一。每天使用保湿霜、控油洁面乳和防晒霜可以减少炎症性和非炎症性痤疮皮损的数量。洁面乳应该尽可能短暂地停留在皮肤上，以最大限度地减少对皮肤角质层的损害。注意防晒。还应该控制饮食、规律作息、避免熬夜和过度日晒等，这将有助于预防和改善痤疮。

265. 什么是酒渣鼻？

酒渣鼻是俗称，医学名称是玫瑰痤疮，是发生于颜面中部，皮肤弥漫性潮红伴毛细血管扩张及丘疹、脓疱的慢性复发性炎性皮肤病。常发生于 20~50 岁的人群，女性比男性多见，但男性的病情往往较重。病因不清，与寒冷、日晒、辣食、喝酒、胃肠道消化不良、便秘、腹泻、精神紧张、细菌感染、毛囊虫感染、内分泌功能失调及手挤有关。

该病病程缓慢，反复发作，病情可间歇性加重，面部逐渐出现毛细血管扩张，红斑不能完全消退，严重者引起囊肿性或肉芽肿性结节，称为痤疮样酒渣鼻。个别患者鼻部皮脂腺和纤维增生，引起鼻背下端、鼻尖和两侧鼻翼肥厚、充血和毛细血管扩张，形成赘生物，称为鼻赘，造成严重的美容问题。

266. 什么是口周皮炎？

发生在上唇、颏、鼻唇沟、鼻等处的炎症性皮肤病。发生在眼眶周围又称为眶周皮炎。病因不明。认为发病与应用含氟牙膏或蠕形螨有关。90%以上为女性，发病年龄一般在 23～35 岁。皮损为分散的 1～2mm 大小的丘疹、丘疱疹，基底红，融合成片。亦可见分散的丘脓疱疹，有少许鳞屑。常对称，在皮损与唇红缘之间围绕约 5mm 宽的皮肤区域不受累。周期性发作，可伴轻到中度瘙痒和烧灼感。

267. 汗疱疹是湿疹吗？

以前认为汗疱疹是由于支配手部的神经兴奋，使汗液分泌增多、排泄不畅、潴留所致。目前认为它是湿疹的一种，手多汗时加重，汗少减轻。临床表现是手掌、手指的两侧有密集的肤色、红色的皮内的水疱、丘疹，过一段时间之后开始点片状的脱屑，以后大片的脱屑，使皮肤变红、变嫩，触物有疼痛。汗疱疹发疹前可以痒。治疗以控制手部多汗为原则，无好的治疗方法，待儿童长大后可以自愈。

268. 斑秃是怎么回事？

斑秃又称鬼剃头，是一种常见的炎症性非瘢痕性脱发。本病临床表现为头皮突然发生的边界清晰的圆形斑状脱发，轻症患者大部分可自愈，约半数患者反复发作，可迁延数年或数十年。少数患者病情严重，脱发可累及整个头皮，甚至全身的被毛。本病可发生于任何年龄，中青年多见，无明显性别差异。本病影响美观，可对患者的心理健康和生活质量产生负面影响。

斑秃的病因尚不完全清楚，目前认为斑秃是由遗传因素与环境因素共同作用所致的毛囊特异性自身免疫性疾病。

269. 斑秃的病情进展可分为几期？

根据斑秃病情的进展情况，可分进展期、稳定期和恢复期。

（1）进展期。脱发斑扩大或数量增加，可有断发，脱发区边缘拉发试验阳性，弥漫型斑秃患者整个头部均可出现拉发试验阳性。

（2）稳定期。毛发脱落停止，拉发试验阴性，大多局限性斑秃患者在3~4个月后进入恢复期。

（3）恢复期。脱发区有新生毛发长出，最初出现纤细、柔软及色浅的细发，逐渐转变为黑色毛发。

270. 什么是假性斑秃？

由于头部毛囊炎、盘状红斑狼疮、扁平苔藓、肿瘤、外伤、放射性皮炎、脓癣、黄癣等病破坏了毛囊或毛囊萎缩引起的继发性脱发统称假性斑秃。该病女性多于男性，常隐匿发病，进展慢，病程长，表现为头皮单发或多发脱发性斑片，表面萎缩发亮，呈白色或肉色，毛囊口消失，可见残存少量毛发，脱发边缘拉发试验阴性。

271. 甲病能反映出皮肤病和全身疾病吗？

甲病是一组疾病，发病原因很多，可以是遗传、感染、肿瘤、免疫等一些原因不明的皮肤病和内脏疾病。由于病因不明，所以根据甲病的临床表现冠以病名，具体如下。

（1）脆甲。是指甲脆、容易断裂，多发生在薄甲病例中。可能与贫血、维生素 A 或维生素 B 的缺乏、洗涤液长期泡手有关。

（2）薄甲。常见于指甲变薄、甲的远端部分与甲板贴得很紧。见于扁平苔藓、大疱性表皮松解症及贫血。

（3）反甲。也称勺状甲，中央凹陷，四周隆起。见于贫血、湿疹、冻疮、扁平苔藓、斑秃、梅毒、风湿病和甲状腺病。

（4）厚甲。又称甲肥大症，是甲变厚、变硬，多见于外伤后、甲癣、银屑病、毛发红糠疹、毛囊角化病、外胚叶发育不良及鞋穿得太紧。

（5）甲分离。甲与甲下的甲床分离开，中间出现空隙。常见于甲癣、剥脱性皮炎药疹、银屑病、维生素 A 缺乏症和经常用指甲刮东西的人。

（6）甲点状凹陷。多见于多个指甲，均匀的、多发的、正常甲颜色的点状小坑，似顶针外观。见于银屑病指甲。

（7）甲萎缩。初起是甲的远端变薄、变脆、变小，逐渐向甲根部发展，最后甲全部消失，甲床也萎缩，常见于扁平苔藓的患者。

（8）甲嵌顿。常见于老年人的趾甲，尤其是第一趾甲。有三个原因，第一个原因是老年人的甲增厚，压迫趾甲向内形成。第二个原因是修趾甲不妥当，使劲修其两侧发生甲沟炎引起。第三个原因就是穿的皮鞋太紧、挤脚。临床表现是趾甲两侧向甲沟内深深地陷入，甲沟处红肿、疼痛，出现甲沟炎。

（9）黑甲。是指甲变成黑色，见于三种情况。常见的是甲外伤如砸伤、鞋紧挤伤等，这种情况之下引起的黑色甲一般在 3 个月内可以消失。第二种见于甲色素痣，还有少见的是恶性黑色素瘤。甲色素痣发生在甲根部，即在表面看从遮盖甲的皮肤甲小皮处向下约 5 毫米处，黑色的米粒大小，由此向上生长，呈线状出现在指甲上，多见于 12～20 岁的人。第三种是恶性黑色素瘤的甲，初起片状，面积比色素痣大、颜色不匀，除甲之外甲周围的皮肤也变成褐黑色，逐渐隆起。甲恶性黑色素瘤需手术切除指（趾），即使切除也还有向上转移者。

272. 什么是雀斑？

雀斑是常染色体显性遗传病。日光是促进其发病或加重的因素。女性多见。最初发生在 5～6 岁，点状、圆形或不规则形，针头至绿豆大褐色斑，散在分布于两颊面、鼻梁。待月经初潮进入青春期，13～18 岁时突然增多、颜色变深。雀斑皮疹的数量由几个至一百多个，无特殊治疗。避光是最好的治疗，冷冻、激光可暂时好转，但一到夏季就复发。

273. 什么是黄褐斑？

黄褐斑也称妊娠斑，此病可以由多种原因引起。妊娠期 2～5 个月时体内孕激素水平增加，口服避孕药因其含有刺激黑色素细胞分泌色素颗粒的雌激素和促进黑素颗粒向周围扩散的孕激素，此外化妆品中的防腐剂、香料、日晒、月经不调、肝病、肾病等因素都有可能诱发。表现为淡褐色、浅黑色斑，分布在两颊、两颧、鼻、前额、上唇部，无任何症状，夏季加重，冬季好转。

治疗上应尽可能找出原因给予处理。可以外用氢醌霜，近年来多使用超氧化物歧化酶（SOD）霜，通过抑制清除活性氧基的作用减少黑素颗粒的形成。20%壬二酸霜是酪氨酸酶竞争抑制剂，这样减少了酪氨酸参加黑素形成的过程，也就减少黑素的形成达到治疗黄褐斑的作用。

274. 什么是皮肤黑变病？

此病是 1917 年由瑞尔首先描述，所以多年来一直称之瑞尔黑变病。此病是多种因素引起。长期使用粗制的化妆品，化妆品中的防腐剂、香料和表面活性物质是光敏性物质，该物质与日光中的长波紫外线反应形成光敏性皮炎而发生黑变病，神经衰弱、失眠、休息不好及多种维生素的缺乏均可以引起。

临床表现是从颞部开始，向前额、颊、耳前、耳后、颈两侧蔓延对称性的褐红色斑。

治疗是避光、保证睡眠、选用好化妆品，注意补充维生素 C、口服六味地黄丸、维生素 B_{12} 每周注射 500 微克、外用氢醌霜。

275. 炎症后色素沉着斑需要治疗吗？

炎症后色素沉着斑是由于感染性、过敏性的炎症消退后留下的色素斑，如固定性药疹、丹毒、疖、银屑病、扁平苔藓、接触性皮炎、烫伤、痤疮、冷冻治疗、激光、皮肤磨削术、冻疮等之后，一般不需要治疗，均可数月后自行消退。

276. 什么是咖啡斑？

本病是边缘规则的色素沉着斑。此病原来认为是神经纤维瘤病的表现，所以常认为超过 6 块可以诊断神经纤维瘤，而现在把咖啡斑的范围扩大了，身上不易诊断的咖啡色斑统称咖啡斑，如老年斑、雀斑样痣也包括在其内。

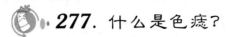 **277. 什么是色痣？**

色痣也称色素痣、痣细胞痣、黑素细胞痣、痣，民间称之"痦子"。色痣是由痣细胞组成的良性皮肤肿瘤。痣细胞是由神经嵴转化生成痣母细胞，后者再分化生成神经鞘膜细胞性痣细胞（生成皮内痣）和黑素细胞性痣细胞（生成交界痣、雀斑样痣和幼年黑色素瘤），两种痣细胞之间是混合痣。

此病常见，多发生于发育期10来岁的儿童。可以单发、多发。初起时是棕色或黑色斑疹，不久渐渐隆起，以后可以形成乳头状或结节状，或带有短蒂，颜色也可变淡，乳头样的痣中央多有一根毛，直径一般不超过6毫米，边缘整齐，色泽均匀。根据痣细胞在皮肤内分布的位置可以把色痣分为如下三种。

（1）交界痣。出生时存在或出生后不久发生，一般很小，似雀斑大、平皮肤、不隆起、无毛、浅黑色、有时边缘为棕色或铁锈色。好发于手掌、足底、龟头、包皮、大阴唇部。此型痣细胞不稳定，可以恶变发生黑色素瘤。恶变前兆是痒、疼、变黑、有炎症反应，甚至周围出现黑斑点。

（2）混合痣。儿童多见，一般比交界痣略大一些，绿豆大，微隆起皮肤、黑色，多发生在面部、臂部。

（3）皮内痣。成人多见，一般较以上两型大，明显隆起、圆形、绿豆或黄豆大，表面可以看见乳头状、可以有蒂，内有毛且软，多见于头部、面部、颈部、躯干部。

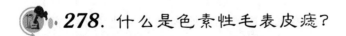 **278. 什么是色素性毛表皮痣？**

色素性毛表皮痣又称色素性毛痣或 Becker 痣。主要发生在青年男

性肩、胸及肩胛部。儿童时开始出现，随年龄的增长到 15 岁左右时更为明显。初起是褐色斑、手掌大、不规则，可以圆形、带状，经日晒后色素斑加深，以后斑的面积增大、皮肤变得粗糙、上面出现硬毛。

279. 白癜风是由什么引起的？

白癜风是一种表现为局限性或泛发性色素完全脱失的皮肤黏膜疾病。在任何年龄均可发病，多见于青壮年。白癜风的病因和发病机制尚不明确，一般认为是具有遗传素质的个体在多种内外影响因子刺激下发生免疫功能、神经精神、内分泌及代谢功能等各方面的紊乱，导致皮肤色素脱失。

280. 白癜风的临床表现有哪些？

白癜风可以发生在各个部位的皮肤上。皮肤的颜色完全脱失变为白色。有的患者，尤其是小孩初起时是淡色，以后发展为白癜风。白癜风部位的毛发、睫毛、眉毛变白。有少数的白癜风出生时存在，这种白癜风易发生在腹部、臀部，而成人的白癜风常发生在面部及手指。白癜风也可以发生在口唇、阴唇、龟头及包皮黏膜。白斑是圆形、硬币大，时间久者为不规则或地图状。

白癜风分为：局限型，1~3 片白斑；神经节型，几片白斑沿一个神经节的皮肤分布呈条状；泛发型，较多的白斑融合成片，分布在面部、手部及躯干。

281. 白癜风如何治疗？

由于病因不明，治疗均为对症。主要采用各种方法控制病情进展，然后使皮损区色素恢复，达到形态和功能上的修复。传统方法有饮食疗法、心理治疗、局部糖皮质激素、补骨脂素联合长波紫外线照射治疗（PUVA）、中草药、外科表皮移植或用遮盖剂、脱色等，较新的治疗方法有308nm准分子激光、308nm单频准分子光（MEL）、窄波中波紫外线（311nm）疗法，局部糖皮质激素霜或钙调神经磷酸酶抑制剂与长波紫外线联合治疗、自体黑素细胞移植等方法。

282. 什么是晕痣？

晕痣又称离心性后天性白斑或 Sutton 痣，晕痣是白癜风的一型，是一种自身免疫性皮肤病。

本病可以发生在任何年龄，以 6～18 岁为多见。好发于面部、胸背部，初起是色痣黑色变淡、变褐色、变红色，周围皮肤出现白色环，白环向外扩大的同时，色痣的黑色逐渐消失，留下淡红色的丘疹，白斑硬币大小，随后身体其他部位的色痣也出现相同的表现。

当晕痣中的色痣还是黑色的时候，可以用二氧化碳激光清除这颗色痣，也就清除了抗原，达到治疗目的。

283. 什么是无色素性痣？

此病是一种发生学上的畸形，是局限性的黑素细胞减少，皮损是比正常皮肤略白的斑，不规则，在四肢呈条状，终生不退，其白色不如白癜风白。

284. 什么是贫血痣？

贫血痣是皮肤局限性的血管的功能发育缺陷。此病见于儿童，为单个或多个圆形的浅色斑。用手指摩擦局部，白斑周围的皮肤发红，而白斑本身则无变化。

285. 什么是老年性白斑？

此病主要发生在老年人的小腿、前臂及腹部，白色，绿豆、黄豆大，圆形，略凹陷的白斑点，是长期日晒引起皮肤纤维组织变性的结果。

286. 神经纤维瘤病有什么特点？

本病是常染色体显性遗传，但外显率不一，25%~50%有家族史。女性发病率高于男性，临床上有三个特点，第一个特点是全身性的褐色、圆形斑，若此斑直径大于 1.5 厘米、有 6 片时方可以确诊。第二个特点是腋窝部雀斑样色素斑。第三个特点是多发性皮肤结节，通常发生在咖啡斑之后，3 至数百个不等，圆形，柔软，肤色或淡红色。部分患者伴有智力低下。本病无特殊治疗。

287. 大疱性表皮松解症临床分几型？

本病包括一组遗传性疾病，其特点是在轻微外伤之后出现皮肤黏膜的大疱，疱壁厚薄不一，愈后可以留瘢或无瘢痕。这组病分单纯型大疱性表皮松解症、显性遗传营养不良型大疱性表皮松解症、隐性遗传营养不良型大疱性表皮松解症、获得性大疱性表皮松解症、手足复型大疱性表皮松解症和白色丘疹样大疱性表皮松解症。

288. 单纯型大疱性表皮松解症有哪些表现？

本病几乎均为常染色体显性遗传病。一家几个子女中可以有多人发病，也可见几代人发病。此病常见于儿童，关节的背面受摩擦后出现水疱或大疱，如跑步摔倒膝磕在地上，膝部出现水疱，走路时两只脚相撞，内踝出现水疱，穿鞋摩擦足趾，趾背部出现水疱，反复出现水疱，皮肤粉红色，不留瘢痕，感染后可以留瘢。

289. 显性遗传营养不良型大疱性表皮松解症有哪些表现？

水疱及大疱位于趾、指、踝、肘等关节的伸面，愈后留有瘢痕及萎缩，在耳轮、手背处可见粟丘疹，甲增厚。

290. 白色丘疹样大疱性表皮松解症有哪些表现？

此病见于儿童或青年人小腿的前部，密集的较多的黄豆大，灰色、褐色，看上去像扁平的结节，用手触之可见厚的疱壁，揭开疱壁、疱底有多个乳白色粟丘疹，这是其特点。

291. 鱼鳞病分为几型？

鱼鳞病是皮肤干燥、粗糙伴鱼鳞状脱屑的角化异常疾病。包括先天性或遗传性鱼鳞病、鱼鳞病样综合征和获得性鱼鳞病。遗传是致病的一个重要因素。鱼鳞病可分为：①显性遗传寻常性鱼鳞病，又称干皮病、单纯性鱼鳞病，最常见；②X连锁隐性遗传鱼鳞病，又称黑鱼鳞病、类固醇硫酸酯酶缺乏症，90%系X染色体短臂远端的类固醇硫酸酯酶基因缺失突变所致，仅发生于男性。③先天性常染色体隐性遗传鱼鳞病，是一组非常复杂且以常染色体隐性遗传为特点的鱼鳞病，表现为先天性非大疱性鱼鳞病样红皮病/板层状鱼鳞病；④先天性常染色体显性遗传鱼鳞病样红皮病，又名大疱性先天性鱼鳞病样红皮病、表皮松解性角化过度症，角蛋白 1 或 10 基因（*KRT*1 或 *KRT*10）突变所致此病。

292. 显性遗传寻常性鱼鳞病有哪些临床表现？

出生后 3 个月到 4 岁出现皮损，损害轻重不一，表现为皮肤粗糙、干燥，上覆白色半透明的纤细鳞屑，有时鳞屑间显白色裂纹，呈网状。一般无自觉症状，但与季节关系密切，表现为冬重夏轻，冬天易出现手足皲裂，好发于四肢伸侧。屈侧及褶皱部位不受累及是此型的特点。常有腮部、上臂及大腿外侧面皮肤毛周围角化，掌跖可有角化过度。

293. X 连锁隐性遗传鱼鳞病有哪些临床表现？

婴儿早期发病，基本损害为散在的、大的、棕黑色的鳞屑，给人以肮脏的感觉。以伸侧为主，屈侧受累而掌跖正常是不同于寻常性鱼鳞病的表现。以面、颈、头皮受累最重，躯干及腹侧比背部严重，幼儿期可累及肘、腋窝。

294. 先天性常染色体隐性遗传鱼鳞病有哪些临床表现？

板层状鱼鳞病表现为大片状、灰棕色、四边形、中央黏着、边缘游离的鳞屑，外形似胶样膜。出生时可有弥漫性红斑，3～10 周皮肤转为正常，成人几乎没有红皮病表现。严重病例伴睑外翻和唇外翻。

头皮外周可见明显的瘢痕性脱发。而先天性鱼鳞病样红皮病没有睑外翻、唇外翻和脱发，表现为弥漫性红斑，覆有细小白色鳞屑。

295. 先天性常染色体显性遗传鱼鳞病样红皮病有哪些临床表现？

患儿在出生后 1 周内，甚至数小时之后皮肤即出现潮红或角化过度，上有松弛性水疱，可自发形成或因机械损伤而引起。水疱愈后皮肤角化过度，皮损以四肢侧面为甚，亦可泛发全身。80%患者随着年龄增长不再出现水疱，可伴或不伴红皮病。掌跖皮肤可正常，或角化过度且以后继续加重。

296. 什么是先天性外胚叶发育不良？

本病是一组外胚叶发育不良的先天性病。侵犯牙齿、眼和神经系统。根据临床表现分为出汗型和无汗型。

出汗型外胚叶发育不良是常染色体显性遗传，主要表现是甲的发育障碍，其次是毛发稀少和掌跖角化，出汗正常，发育基本正常。

无汗型外胚叶发育不良为性联隐性遗传，90%见于男性。临床上主要见于少汗或无汗，毛发稀少。典型的病例颧骨突出，马鞍鼻、鼻尖小而翘、鼻孔大、口周有放射状的沟纹。乳齿及恒牙可部分或全部脱落，牙龈萎缩、口干，角膜混浊，身材矮小，智力差。

297. 结节性硬化症有哪些临床表现？

本病是单一常染色体显性遗传性皮肤病。主要表现有面部血管纤维瘤、智力低下及癫痫。皮肤有如下的表现。

（1）Pringle 血管纤维瘤。初见于 3～10 岁，到青春期变得更加广泛。皮疹是硬、光滑、黄色、毛细血管扩张的丘疹或小结节。好发于鼻的两旁及鼻唇沟。

（2）甲周纤维瘤。甲皱处即甲的两侧或甲根部长出红色、圆形或大米粒形纤维瘤，一个或数个，治疗后容易复发。

（3）鱼皮样外观。常称鲨鱼皮，出现在腰骶部手掌大、黄色、肤色、褐色、表面不平、皱褶、柔软、轻微隆起的斑片。

（4）叶状脱色斑。呈柳叶状、条形或圆形、淡红色斑，常几片或十几片位于臀部及躯干部。

Pringle 血管纤维瘤、甲周纤维瘤可用磨削术、激光、液氮冷冻、电灼等治疗。

298. 肉芽肿性唇炎与面肿、面瘫、阴囊舌综合征有何关系？

肉芽肿性唇炎少见，好发于中青年人，病因不明，临床上见到的患者一部分与龋齿、牙周炎和口腔溃疡有关，可能是对细菌或炎症坏死的组织产生的自身免疫性反应。

临床表现是上唇或下唇，有时两唇都有，但是上唇为主，突然发生，第一次多在清晨出现唇部红肿，似血管神经性水肿，数周后消退，不久又复发。每次都不是完全消退，留有一部分，反复多次发作之后，2~3 年，这种水肿就不再消退了，留下永久性的肿胀。初起的肿胀是柔软的，以后变成有弹性的，最终变成橡皮样，比正常皮肤明显变硬，边界清楚，肤色呈红色，单侧分布。唇肿严重时同侧面部肿胀。

梅克松-罗森塔尔（Melkersson-Rosenthal）综合征是以肉芽肿性唇炎、面神经麻痹、皱襞舌为特点，所以又称巨唇-面瘫-皱襞舌综合征。在复发性唇部肿胀的同时出现面瘫和舌变紫、沟纹变深。唇肿可以消退，反复多次发作之后就持续存在，无症状。多数人的面瘫可以恢复正常。这三种特点有其中 1 项或 2 项者称为此病的不全型，所以有人称肉芽肿性唇炎是此病的不全型，但是也有人认为此病就是肉芽肿性唇炎。实际上这两种病是一个病，可能都与口腔的炎症有关。

肉芽肿性唇炎的治疗是去除口腔的炎症，辅以适当的激素治疗。

299. 什么是口腔黏膜白斑？

口腔黏膜白斑是口唇和口腔黏膜出现白色斑块的疾病。本病好发于中老年男性，多发于口底、舌侧面和腹面、软腭，典型损害为白色斑块，边界不清，形状不规则，边缘稍隆起，表面粗糙，可出现浅裂口和小溃疡，常无自觉症状。

300. 什么是口腔毛状黏膜白斑？

口腔毛状黏膜白斑是发生在舌侧缘呈毛状的白色斑块性疾病，又称口腔病毒性白斑、口腔舌侧湿疣，是艾滋病患者常见的口腔黏膜病变。多见于同性恋、异性恋、吸毒、血友病、接受输血和使用血液制品者及人类免疫缺陷病毒（HIV）感染的性伴侣等人群。高发年龄 20~50 岁。

301. 女阴白斑是由什么引起的？常见哪些临床表现？

女阴白斑的病因与女阴部各种分泌物的刺激有关，如滴虫性阴道炎、外阴阴道假丝酵母菌病，局部卫生不良，长期局部摩擦刺激及损伤等因素。仅发生在女阴的黏膜处，不发生在皮肤上，这是与其他皮肤病的主要区别。常见的部位是阴蒂、小阴唇或大阴唇内侧。可以发生在正常的黏膜上，硬萎或其他萎缩的黏膜之上。一片或数片、边缘鲜明、灰白色、肥厚性斑片，不规则形状。严重瘙痒，皲裂后疼痛。

302. 什么是毛囊角化病？

毛囊角化病又称 Darier 病，是一种常染色体显性遗传性疾病，以好发于脂溢部位、持久存在的角化性丘疹为特征。本病无性别及种族倾向，一般在 10~20 岁时发病。初起为正常皮色细小的坚硬丘疹，渐增大成疣状，色棕黄、污秽或暗褐，表面有油腻性结痂或鳞屑，痂如剥离，丘疹中央可见漏斗状凹陷。丘疹常群集分布，并趋于融合形成不规则形疣状斑块。位于屈侧间易摩擦多汗部位的皮损增殖显著，常呈乳头瘤状或蕈样斑块，并有恶臭的脓性分泌物。头皮损害常伴厚腻痂皮，一般无脱发。手足背、小腿伸侧丘疹常融合成肥厚结痂性斑块。

303. 什么是汗孔角化症？

汗孔角化症也称汗管角化症，发生在汗孔周围以边缘堤状隆起的丘疹或斑块为特征的疾病。皮损边缘可逐渐向外扩大，是一种遗传性皮肤病，可以呈常染色体显性遗传，一般幼年发病，也可散发。临床表现为单发或者少数几个较大的斑块，边缘角化，隆起，纤细，中央可以萎缩，也可以角化。斑块可以向外扩展，直径达数厘米。皮疹好发于肢端，但也可发生于面部、生殖器部位以及黏膜部位。

大部分播散浅表性汗孔角化症患者不需要治疗。如果需要治疗，可以选择冷冻、二氧化碳激光、脉冲染料激光和光动力治疗。

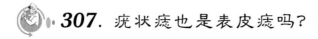

304. 结缔组织痣好发在什么位置?

结缔组织痣是主要由胶原纤维、弹性纤维或黏多糖构成的错构瘤,好发于躯干,最多见于腰骶部。结缔组织痣可单独存在,也可与其他疾病伴发,呈获得性或先天性。较少见。皮损可为轻度隆起,颜色淡黄到橘色,表面类似鲛鱼皮革。皮损单发,但常多发,后者可呈带状或不规则分布。无特效疗法,一般无须治疗。

305. 弹力纤维性假黄瘤的皮肤表现有哪些?

本病是遗传弹力纤维异常的系统病,损害主要发生在皮肤、眼和心脏。

通常在20～30岁,皮肤出现进行性的扩大、柔软的黄色丘疹,融合成黄色的斑块,边缘不清。发生在柔软的皮肤如颈、腋及腹股沟处。无自觉症状。无特殊治疗。

306. 膨胀纹、萎缩纹和妊娠纹是一种病吗?

此病是由于某些因素使皮肤短期拉紧、膨胀,致使皮肤的弹力纤维断裂或萎缩,常见于妊娠的女性腹部、15～20岁生长期的男女青年大腿的内侧或前侧。初起是紫红色,轻微萎缩条状的斑纹,用手触之有凹下感觉,数年后为银白色的萎缩条纹。注意体重不要突然增加太多,无特殊治疗。

307. 疣状痣也是表皮痣吗?

疣状痣也是表皮痣,它是由于表皮细胞发育过度,使表皮局限性的异常增生。通常在出生后或幼儿期发病，男性多见。表现是淡黄色、棕色、隆起，似绳子状的疣状物，单侧分布，好发于臂、臀、腿及足背等部。此病激光治疗有效。

308. 什么是溢脂性角化？

溢脂性角化又称老年疣、溢脂性疣、老年斑。病因不明，由于易发生在老年人的暴露部位，推测可能是由于长期的日晒引起的表皮细胞限局性变性的结果。

发生在30岁以后，两性均常见。好发于面、手背、胸及背部。初起的损害绿豆大，呈褐色、褐黑色斑，逐渐扩大的同时表面出现角化，隆起，有时似小的黑色钮扣，皮损多发性。如果突然大量出现皮损，需要除外有内脏的肿瘤。本病不发生恶变，可以用激光、冷冻治疗。

309. 什么是鲍恩病？

鲍恩病是皮肤表层基底层细胞的原位癌，又称原位鳞状细胞癌。病因不清，可能与紫外线照射、化学制剂（如砷剂）及HPV，特别是HPV-5感染有关。多见于老年人，中年人少见。可以发生在身体的任何部位，以腰、臀及腹部多见。皮损单发，为暗红色斑块，内有点状褐色斑，边缘清楚，略微隆起，圆形，一般伍分硬币大小、不疼不痒，缓慢发展，不发生转移。

首选手术切除，较小的皮损也可用冷冻、激光或镭、钴等放射治疗，或外用氟尿嘧啶、咪喹莫特。面积较大或特殊部位不宜手术者可考虑做光动力治疗。

310. 佩吉特病与乳房外佩吉特病是怎么回事？

佩吉特病发生在女性的乳房，如果发生在乳房以外的称乳房外佩吉特病。由于临床上似湿疹的表现又称湿疹样癌。病因不明，肿瘤可能源于乳腺导管或汗管。

大部分患者是中年以上的女性，皮损开始于乳头或乳晕处、单侧，不痒，红斑，脱屑或糜烂、渗出，发展缓慢。乳房外佩吉特病在阴囊的表现也是红斑、糜烂、脱屑或增厚，不痒。临床上也可以见到发生在腋窝的乳房外佩吉特病。佩吉特病的治疗以手术切除为原则。由于佩吉特病可以沿汗管向真皮内发展，二氧化碳激光治疗达不到那么深，所以无效。

311. 什么是基底细胞癌？

基底细胞癌是源于表皮基底细胞或毛囊外根鞘的上皮性低度恶性肿瘤，是一种常见的皮肤癌，一般不发生转移。病因不清，可能与下列因素有关：紫外线、射线、境界线损伤、烧伤、文身、长期摄入砷剂或接触煤焦油等。

本病主要发生于老人，多见于50岁以上、室外工作及长期日光曝晒者。最常发生于面部，如眼眦、鼻部、鼻唇沟和颊部，也见于手背、颈部及躯干。典型皮损为半球形、蜡样或半透明丘疹、结节。开始为表面发亮、有珍珠样突起边缘的圆形斑片，表面可见扩张毛细血管和雀斑样小黑点，也可为淡红色珍珠样苔藓性丘疹、斑块，表面可形成浅表糜烂、溃疡和结痂。

根据肿瘤的大小、位置，可采取手术切除、放射治疗或光动力治疗。

312. 什么是皮肤鳞状细胞癌？

皮肤鳞状细胞癌也称皮肤鳞癌，又称表皮样癌。常出现在慢性放射性皮炎、慢性溃疡、瘢痕及日光角化等的基础上，容易发生转移。

早期是红色硬结，以后发展成疣状损害、浸润，常有溃疡、脓性分泌物、臭味，见于颞、前额及下口唇。

主要手术切除，也可以用激光治疗。

313. 什么是表皮囊肿？

表皮囊肿又称角质囊肿，是真皮内含有角质的囊肿。其壁由表皮构成，好发于油性皮肤的青年男性，以面和背部多见。囊肿生长缓慢，呈圆形隆起，正常肤色，黄豆、杏核大、囊壁破裂之后可以挤出豆腐渣样物，有臭味。

治疗方式主要为手术切除。

314. 粟丘疹是面部常见病吗？

本病是良性肿物，是常见病，可以发生在任何年龄、性别，具有先天性、遗传性，也可以于擦伤等外伤之后发病。不管何种原因引起表皮或毛囊的细胞被包埋在皮肤内都可发生。常见于面部的眼睑、颊部，白色、乳白色，表面光滑，似小米粒埋在皮内。

一般无须治疗，可用消毒后的针尖挑除囊肿。

315. 毛发上皮瘤好发部位在哪里？

良性毛源性错构瘤，分为两型：①孤立性毛发上皮瘤。一般为直径约 0.5cm 的皮色结节，发生于成人面部，偶见于其他部位，无自觉症状。②多发性毛发上皮瘤。常于青春期发病，面部尤其是沿鼻唇沟对称分布皮色小丘疹，坚实半透明状，有时可见毛细血管扩张，偶可形成斑块，极少破溃。

316. 什么是皮脂腺痣？

本病是先天性的皮肤发育异常而引起表皮、真皮内皮脂腺的增生形成的结节。本病主要发生在头部，呈单发、扁平、隆起的结节。有的为疣状，呈黄色、光亮、质硬、黄豆至红枣大。少数情况下可以发生皮肤癌，常见的是基底细胞癌。激光和手术切除治疗。

317. 什么是多发性脂囊瘤？

此病发生在青少年，是常染色体显性遗传病。主要见于胸中部及前臂内面，密集、多发、豆粒大、肤色或灰色，微隆起的囊肿。阴囊处的皮损是暗红色，可以挤出白色黏稠物。本病的治疗可使用激光将脂囊瘤剥离出囊壁。

318. 什么是汗管瘤？

汗管瘤是来源于末端汗管或真皮内小汗腺导管的良性汗腺肿瘤，多见于女性，青春期或成人早期发病。皮损通常为多发的、皮色或淡黄色的小丘疹，直径 1~2mm，无自觉症状。多数病例皮损局限于下眼睑，其他好发部位包括面颊、股、腋窝、腹部和外阴。

汗管瘤为良性病变，通常无症状，一般无需治疗。有时为了美容目的而予相应的治疗，包括切除、皮肤磨削、冷冻、电灼术、二氧化碳激光等。

319. 什么是皮肤纤维瘤病？

病因可能与外伤或虫咬后引起的反应性的增生性炎症。主要见于30～50岁，位于四肢伸侧，呈隆起、紫红色、褐色、扁球形或纽扣状坚实结节，多是单发。多无自觉症状。一般不需要治疗，也不会长得太大，若需治疗只有手术切除。

320. 什么是软纤维瘤？

软纤维瘤是由结缔组织构成的有蒂的皮肤良性肿瘤，又称纤维上皮性息肉、皮赘、软瘊、软垂疣。常见于中老年，尤以围绝经期后妇女及肥胖者多见，也可见于妊娠期女性。病因不明。腹股沟或股的较大皮损可能与糖尿病相关；在已患胃肠疾病的患者中，此病在结肠息肉患者中更常见。治疗用电凝固破坏基底部即可，较大者手术切除。

321. 什么是瘢痕疙瘩？

这是皮肤发生损伤之后，结缔组织修复的过程中过度增生的结果。一般认为与某些人的特殊体质有关，或有家族倾向。发病前常有局部皮肤创伤（如撕裂、烧伤、手术）或炎症性皮肤病（如痤疮、脓肿、虫咬）的病史。好发于中青年，通常发生于上胸或胸骨前区，也可发生于颈、耳、四肢或躯干。皮损可为坚实的结节或形状不规则、表面平滑的斑块，淡红或红色，边界清楚，常常呈蟹足状向外伸展，范围可超过原来创伤的区域，大小与数目不等。可持续或间断生长数月至数年，逐渐变成褐色。无论何种治疗，局部的复发率都很高。

322. 淋巴管瘤分几型？

根据临床和病理可分为单纯性淋巴管瘤、海绵状淋巴管瘤和囊状淋巴管瘤。病因和发病机制不明，可能与基因易感性、地理环境及内分泌等因素有关，病毒感染和自身免疫功能缺陷也可能与发病有关。

323. 血管瘤是先天性的吗？

本病是先天性的局部血管增生形成的血管良性肿物。多见于头、颈部皮肤，但黏膜、肝脏、脑和肌肉等亦可发生。一般在出生后，婴儿哭的时候，可以见到局部皮肤潮红，平静时消退，过 1~2 个月后该处出现血管瘤。

血管瘤分为三型，草莓状血管瘤（浅表性）、海绵状血管瘤（深在性）和混合性血管瘤。

324. 草莓状血管瘤有什么特点？

草莓状血管瘤又称毛细血管瘤或单纯性血管瘤。一般在出生后 3~5 周出现，好发于头、面、颈部。一般 3~6 个月血管长得最快，6~12 个月时不再发展，一岁之后逐渐缩小，约 50% 在上小学之前消退，小部分 20 岁左右时消退，约 20% 患者的血管瘤不消退。此型血管瘤呈鲜红色，为柔软、分叶的肿瘤，一般红枣大。一般不需要积极治疗，可以慎重选择冷冻治疗。

325. 海绵状血管瘤有什么特点？

此型血管瘤发生在出生时或出生后不久，好发于头、面、口唇、肩背部。体积较大，一般小苹果大，隆起、边界不太清楚，青灰或蓝紫色，触之柔软的肿瘤，多单个发生。一般不需要治疗，观察数年之后，如果影响美容或功能可以手术切除。

326. 什么是鲜红斑痣？

鲜红斑痣又称毛细血管扩张痣，俗称"红痣"。出生时存在，常发生在一侧的面部、头颈部，也可以发生在四肢。葡萄酒色痣是鲜红斑痣的一种，颜色为淡红色、红色或紫红色，随着年龄的增长而颜色变深，其表面可以出现多发性的结节，结节容易出血。

327. 皮肤平滑肌瘤有什么特点？

此病是平滑肌细胞组成的皮肤肿瘤，多见于 30 来岁的人，男性为主，常发生在背、面及四肢伸侧。黄豆、蚕豆大，与皮肤粘连、触之疼痛。皮肤损害表现为质硬暗红色皮内结节、可以手术切除。

328. 恶性黑色素瘤是恶性度很高的肿瘤吗？

此病是恶性度很高、转移很快的肿瘤。主要发生在皮肤，也可以发生在眼结膜、口腔、直肠、阴道及龟头等部位。

虽然病因不明，但是一部分患者是由手部、足部的交界痣发展来的。与外伤、局部摩擦、炎症、妊娠、日光中的紫外线照射、免疫功能缺乏、种族及家族等因素有关。

主要见于中老年人，临床和病理将恶性黑色素瘤分为原位恶性黑色素瘤和侵袭性恶性黑色素瘤两种，这两种的区别是前者轻、后者重；前者的病变在表皮，后者的病变由表皮侵入真皮；前者存活时间长，后者死亡快。实际上这两种是一个病的不同的发展阶段，前者是病的早期和中期，后者是中期和晚期。原位恶性黑色素瘤临床、病理可分为以下几类：恶性雀斑样痣、佩吉特样原位恶性黑色素瘤、肢端原位黑素瘤。侵袭性恶性黑色素瘤可由原位恶性黑色素瘤发展而来：例如恶性雀斑样痣转变成恶性雀斑样黑素瘤，佩吉特原位恶性黑色素瘤转变成侵袭性佩吉特样恶性黑色素瘤，肢端原位黑素瘤转变成肢端黑素瘤，此外侵袭性恶性黑色素瘤还包括结节性恶性黑色素瘤。

　　雀斑样痣恶性黑色素瘤的表现是发生在面部伍分硬币或更大的咖啡色斑，正常的雀斑样痣在成人不会增大、变化，而该病则出现变化，颜色变黑、边缘扩大，中央出现结节。

　　佩吉特样恶性黑色素瘤主要发生在躯干部，如下腹部，贰分硬币大，似色痣，边缘不规则，中心有结节，褐色，妊娠期可以加重、泛发，以躯干为主，有的结节呈青灰色，可侵犯腹股沟淋巴结，可以转移到肺、骨，可因多发性骨折如肋骨、椎骨骨折导致出血而死亡。

　　更常见的是结节性恶性黑色素瘤，此型主要发生在第一足趾的内侧面和第一手指端的掌面。足部恶性黑色素瘤常发生在农民，经常在田地里赤足劳动，碰破足趾。手指的恶性黑色素瘤多发生在手指砸伤或机器碰伤的工人。初起局部出现黑斑，也有的初起是红色丘疹，黑斑上出现丘疹，丘疹增大形成结节，黑色，再扩大出现几个黑色的结节，边缘皮肤青黑色、结节破溃、出血，无症状。

　　恶性黑色素瘤要早期诊断，早期治疗，早期手术切除。

329. 蕈样肉芽肿是皮肤恶性肿瘤吗？如何分期？

1806 年法国皮肤病学家阿利贝特（Alibert）首次报道蕈样肉芽肿。其属于低度恶性肿瘤，病程可长达数十年。该病病因不清，多数患者散发，提示环境因素有一定作用。部分患者呈家族性发病，可能有遗传学背景。与血液系统及其他系统恶性肿瘤伴发的蕈样肉芽肿报道逐渐增多，提示系统免疫力低下可能与之有关。蕈样肉芽肿临床分为三期。

（1）红斑期。表现似湿疹所以也称湿疹样期。此期的前驱表现是发热和皮肤瘙痒，然后出现红斑，表面有少许鳞屑，逐渐出现浸润、萎缩、血管扩张、色素加深或减弱。

（2）浸润期。也称斑块期，由上一期发展来，表现不规则形状浸润性斑块，明显高出皮肤呈柿饼状、环状、半环状，斑块为多发性，呈紫红色、褐色，头部呈灰白色，此期部分患者出现红皮病表现。

（3）肿瘤期。在浸润期之上出现结节，黄豆、红枣、橘子大小，为紫红色、褐色。

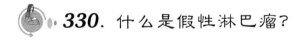

330. 什么是假性淋巴瘤？

皮肤上出现的一些浸润性的丘疹、斑块，在临床表现上完全是良性的，而在组织病理上是淋巴瘤样表现，这组病包括淋巴瘤样丘疹病、皮肤淋巴细胞瘤和淋巴细胞浸润症。

331. 皮肤淋巴细胞瘤分为哪两型?

病因常与日晒、虫咬和接触某些化学物质引起。女性多见,临床上分为两型。

(1) 局限型。主要发生在面和头部,面部多见颧部、颊部,皮损是红色或紫红色,形态是结节或团块,呈圆形,直径 3~5cm。

(2) 播散型。可以发生在面部、躯干及四肢。呈多发性的红色或紫红色的丘疹、结节,明显瘙痒。

332. 什么是淋巴瘤样丘疹病?

由于病损似急性痘疮样苔藓样糠中的紫癜坏死性丘疹的表现,所以认为是它的异型。此病病因不明。中青年男性多见,好发于躯干和四肢,但以大腿前侧和外侧多见。绿豆大、紫红色的丘疹,中央常有紫癜坏死表现,可以自行消退,常反复。

参 考 文 献

［1］赵辨. 中国临床皮肤病学［M］. 2 版. 江苏：江苏科学技术出版社，2017.

［2］JAMES WD. 安德鲁斯临床皮肤病学［M］. 雷铁池，译. 12 版. 北京：科学出版
社，2019.

［3］BOLOGNIA JL. 皮肤病学［M］. 朱学骏，译. 4 版. 北京：北京大学医学出版
社，2019.

［4］王宝玺. 中华医学百科全书——皮肤病学［M］. 北京：中国协和医科大学出版
社，2017.

［5］姜国调. 常见皮肤病 359 个怎么办［M］. 北京：中国协和医科大学出版社，2009.

［6］丁淑贞，戴红. 皮肤科临床护理［M］. 北京：中国协和医科大学出版社，2016.

［7］中华医学会感染病学分会艾滋病丙型肝炎学组，中国疾病预防控制中心. 中国艾滋
病诊疗指南［J］. 2021，39（12）：715-735.

［8］中华医学会皮肤性病学分会免疫学组，特应性皮炎协作研究中心. 中国特应性皮炎
诊疗指南（2020 版）［J］. 中华皮肤科杂志，2020，53（2）：81-88.

［9］中华医学会皮肤性病学分会，中国医师协会皮肤科医师分会，中国中西医结合学会
皮肤性病专业委员会. 中国银屑病生物制剂治疗指南（2021）［J］. 中华皮肤科杂
志，2021，54（12）：1033-1047.

［10］刘柳宏，何仁亮. 硬化萎缩性苔藓的治疗进展［J］. 皮肤性病诊疗学杂志，2021，
28（4）：332-336.

［11］中华医学会皮肤性病学分会红斑狼疮研究中心. 皮肤型红斑狼疮诊疗指南
（2019 版）［J］. 中华皮科杂志，2019，52（3）：149-155.

［12］许召杰，邓业巍，李瑞，等. 肛周尖锐湿疣组织 HPV 检测与型别分析［J］. 中华
实验和临床病毒学杂志，2017，31（1）：35-37.

［13］樊翌明，黎兆军. 浅析我国《皮肤性病学》教材和专著中存在的一些问题［J］.
中华皮肤科杂志，2008，41（4）：272-274.